2019

全科医生（乡村全科）执业助理医师资格考试
实践技能
操作指南

刘 钊◎编著

2018考点全覆盖
考题命中90%
2019按新大纲编写

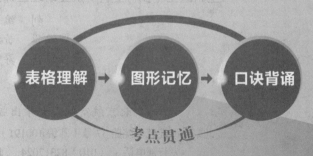

信昭昭
过医考 独家秘笈

表格理解 → 图形记忆 → 口诀背诵

考点贯通

重要提示

1. 正版图书双色印刷。
2. 凭刮刮卡（每书一个，限用3次）登录 www.buaapress.com.cn 在线享用20小时视频。
3. 扫码关注昭昭医考微信公众号（二维码见封底），享受免费题库、视频，并定期发布答疑解析。

北京航空航天大学出版社
BEIHANG UNIVERSITY PRESS

内容简介

2019 版《全科医生（乡村全科）执业助理医师资格考试实践技能操作指南》由刘钊（笔名：昭昭老师）老师编写，北京航空航天大学出版社出版。本书包括三站内容：第一站，病史采集；第二站，体格检查；第三站，基本操作。

本书除了拥有细致详尽的备考内容，更考虑到考生面临的时间紧、考点多、记忆难的三大核心问题，所以打破了传统备考用书的编排形式。采用图表形式列出章节分值、考点计分、难点标注，指导广大考生科学备考。让考生做到时间有分配、考点有了解、记忆有重点，从而帮助广大考生取得满意成绩顺利通过考试。

图书在版编目（CIP）数据

全科医生（乡村全科）执业助理医师资格考试实践技
能操作指南 / 刘钊编著 . -- 北京 ：北京航空航天大学
出版社，2018.12

ISBN 978-7-5124-2862-1

Ⅰ.① 全… Ⅱ.① 刘… Ⅲ.① 医师—资格考试—自学
参考资料 Ⅳ.① R192.3

中国版本图书馆 CIP 数据核字（2018）第 248160 号

版权所有，侵权必究。

全科医生（乡村全科）执业助理医师资格考试实践技能操作指南

刘 钊 编 著
策划编辑 黄继松
责任编辑 寿亚荷

*

北京航空航天大学出版社出版发行

北京市海淀区学院路 37 号（邮编 100191） http://www.buaapress.com.cn
发行部电话：（010）82317024 传真：（010）82328026
读者信箱：bhpress@263.net 邮购电话：（010）82316936
北京宏伟双华印刷有限公司印装 各地书店经销

*

开本：787×1 092 1/16 印张：17.25 字数：389 千字
2019 年 1 第 1 版 2019 年 1 月第 1 次印刷
ISBN 978-7-5124-2862-1 定价：39.00 元

若本书有倒页、脱页、缺页等印装质量问题，请与本社发行部联系调换。联系电话：（010）82317024

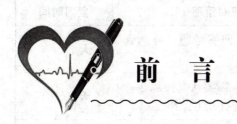

前　言

一、考试介绍

2019 年全科医生（乡村全科）执业助理医师资格实践技能考试（以下简称"技能考试"）时间为 6 月中旬。目前考试制度为：通过技能考试才有资格参加 8 月份的笔试考试。技能考试总分 100 分，60 以上即可通过。考试项目、考试时间、分值分配如下表。

考站	考试项目		分值（分）		时间（分钟）	
第一站	病史采集		30 分		20 分钟	
第二站	体格检查		30 分		15 分钟	
第三站	基本操作	西医项目	20 分	40 分	15 分钟	30 分钟
		公共卫生	10 分		8 分钟	
		中医项目	10 分		7 分钟	
合计			100 分		65 分钟	
备注：执业素质（沟通和人文关怀将融合到第 2 站和第 3 站进行考试)						

二、备考时间分配

备考实践技能考试，在时间分配上往往存在"过度重视"和"过度轻视"两个极端，重视者盲目投入大量时间，以致影响后期的笔试备考。轻视者则如秋风扫落叶，草草地翻看资料后了事，考试结果自然是折戟沉沙。面对任何考试大家都应记住三点要素，时间分配、考点分值、重点所在。只有了解这些才能高效备考，取得佳绩。

本书依照实践技能考试各站的重点程度并结合考生的有效备考时间，昭昭老师根据 10 余年的医师资格培训经验为考生科学备考做了周密的统筹安排。昭昭老师建议考生，技能考试复习时间集中在 13 天左右比较好。具体如下表：

考站	考试项目	考试特点击及应对策略	复习时间
第一站	病史采集	考生根据本书提供的模板回答考题，可达到90%以上的分数	1天
第二站	体格检查	众多考生公认最难的一站，需要认真操练。考生观看昭昭老师的视频，进行基本操作	5天
第三站	西医操作	考生观看昭昭老师的视频，能够迅速掌握	3天
	公共卫生	考生观看昭昭老师的视频，能够迅速掌握	1天
	中医项目	考生观看昭昭老师的视频，能够迅速掌握	3天

　　技能考试重点和难点在于第二站及第三站考核，即体格检查和西医操作。这部分内容对于那些基础薄弱、从事乡村医务工作以及长期未从事临床工作的考生来说，具有很大的挑战性。俗话说："是不是，三分样"。如果临床经验不足，"样子"摆出来都不专业，考官一眼就会发现错误。尤其近年来，第二站、第三站的考核越来越全面，这就要求考生对考试内容有全面、准确的把握。

　　本书详细介绍了技能考试的各个方面，不仅从知识层面告诉大家如何通过考试，同时从应试角度出发，对考试进行全面的解读。考生可登录 www.yikao88.com（北京医考巴巴医学考试网）观看昭昭老师授课视频，并进行每站考试的内容练习，严格按照此书的内容备考，一定能够顺利通过考试。考生在技能考试后，还有2个月左右笔试考试的备考时间，昭昭老师建议从历年真题着手备考效果最佳。考生可做昭昭老师的2019版的《全科医生（乡村全科）执业助理医师资格考试精选真题考点精析》，考生也可参加昭昭老师的《2019昭昭医考乡村医师试题精讲班》，可以快速高效教会考生怎么做题，如何读懂题眼，进而帮助考生快速提高分数。并顺利通过2019年乡村医师考试。

昭昭老师
2019年

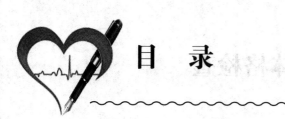

目 录

第一站　病史采集

第二站　体格检查

第三站 西医项目、公共卫生及中医项目

第一站

病史采集

时间 20 分钟　分数 30 分

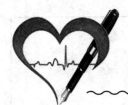

导 学 病史采集应试指南

一、病史采集模板

（一）问诊内容

1. 现病史

（1）根据主诉及相关鉴别询问

①病因及诱因：劳累、淋雨、不洁饮食史、自身免疫力低下、外伤等。

②症状的特点：部位、性质、持续时间、强度、类型、加重及缓解因素。

③伴随症状：与该症状相关的其他症状。

（2）诊疗经过：是否到过医院，做过什么检查和治疗，治疗经过及药疗评价。

（3）一般情况：患者自发病以来，精神、饮食、大小便情况等。

2. 相关病史

（1）有无药物过敏史。

（2）与该病有关的其他病史。

（二）得分要点提示

1. 按照万能模板进行书写即可。

2. 注意条理分明，字迹清晰。

3. 昭昭老师提示：此考试内容无新意，类似于古代的八股文，无需创造和发挥，按照固定模板就可得分。

二、考生答题纸

姓名：

单位：

准考证号：

题组号：

题号：

执业医师（ ）助理医师（ ）（说明：请勾选与本人考试级别一致的考试类型）

得分：

考官签字：

问诊内容
（一）现病史

（二）相关病史

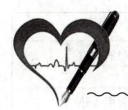

第一章 病史采集应试指南

第1节 发 热

一、基础知识

（一）现病史

1. 根据主诉及相关鉴别询问

（1）起病诱因、病因：有无感冒、受凉、创伤，有无咽痛。

（2）症状的特点：发热的过程及特点（起病时间、季节、缓急、病程、诱因），程度（热度高低）、发热的特点（热型，高峰出现时间，间歇性或持续性，加重或缓解因素）。

（3）伴随症状：是否伴有咳嗽、咳痰、咯血、胸痛；腹痛、恶心、呕吐、腹泻；尿频、尿急、尿痛；皮疹、皮肤黏膜出血、头痛、肌肉关节痛、昏迷。

2. 诊疗经过：是否到过医院，做过哪些检查和治疗，治疗经过及药疗评价（抗生素、抗结核药物、激素等）。

3. 一般情况：患病以来饮食、睡眠、大小便及体重变化。

（二）其他相关病史

1. 有无药物过敏史。

2. 与该病有关的其他病史：传染病接触史、疫水接触史、职业特点、手术史、流产或分娩史等。

二、真题重现

1号题

【简要病史】男童，3岁。发热2日来诊。
【要求】请围绕以上简要病史，根据主诉展开询问患者病史及相关病史。
【时间】时间11分钟，分数15分

1号题标准答案

一、问诊内容	15分
（一）现病史	

【续表】

1．根据主诉及相关鉴别询问	
（1）起病的诱因、病因：有无感冒、受凉、创伤，有无咽痛，起病的缓急和患病的时间（病程）。	1分
（2）症状的特点：发热的过程及特点（起病时间、季节、缓急、病程、诱因）。程度（热度高低）、发热的特点（热型，高峰出现时间，间歇性或持续性 持续时间），加重或缓解因素）。	3分
（3）伴随症状：是否伴有咳嗽、咳痰、咯血、胸痛；腹痛、恶心、呕吐、腹泻；尿频、尿急、尿痛；皮疹、皮肤黏膜出血、头痛、肌肉关节痛、昏迷。	3分
2．诊疗经过　是否到过医院，做过哪些检查和治疗，治疗经过及药疗评价，特别注意应用抗生素、抗结核药物、激素等情况。	2分
3．一般情况　患病以来饮食、睡眠、大小便及体重变化。	1分
（二）其他相关病史	
1．有无药物过敏史。	0.5分
2．与该病有关的其他病史　传染病接触史，疫水接触史、职业特点、药物过敏史、手术史、流产或分娩史等。	2.5分
二、问诊技巧	
1．条理性强，能抓住重点。	1分
2．能够围绕病情询问。	1分

注意：问诊技巧为老师的评分标准，考试答题时，请不要写在答题纸上。

2号题

【简要病史】男性，27岁。发热、咳嗽、咳痰伴咽痛7天门诊就诊。
【要求】请围绕以上简要病史，将应询问的现病史及相关病史写在答题纸上。
【时间】时间11分钟，分数15分。

2号题标准答案

一、问诊内容	15分
（一）现病史	
1．根据主诉及相关鉴别询问	
（1）起病诱因：有无受凉、劳累。	1分
（2）发热：程度和热型，有无寒战。	1分

【续表】

（3）咳嗽：性质、音色、程度，发生的时间和规律，加重或缓解因素。	1分
（4）咳痰：痰的性状和量。	1分
（5）咽痛：性质、程度，加重或缓解因素（与吞咽的关系）	1分
（6）伴随症状：有无乏力、盗汗，有无咯血、胸痛、呼吸困难，有无头痛和肌肉酸痛。	2分
2．诊疗经过	
（1）是否曾到医院就诊，做过哪些检查。	1分
（2）治疗情况	1分
3．一般情况 近期饮食、睡眠、大小便及体重变化情况。	1分
（二）其他相关病史	
1．有无药物过敏史。	0.5分
2．与该病相关的其他病史：有无慢性肺部疾病、心脏病病史。有无传染病接触史。工作性质及环境，有无烟酒嗜好。	2.5分
二、问诊技巧	
1．条理性强，能抓住重点。	1分
2．能围绕病情询问。	1分

3 号题

【简要病史】男性，35 岁。发热伴双侧颈部和腹股沟淋巴结肿大 6 天门诊就诊。
【要求】请围绕以上简要病史，将应询问的现病史及相关病史写在答题纸上。
【时间】时间 11 分钟，分数 15 分。

3 号题标准答案

一、问诊内容	15分
（一）现病史	
1．根据主诉及相关鉴别询问	
（1）发病诱因：有无劳累、外伤和感染。	1分
（2）发热：程度、热型，有无寒战。	2分
（3）淋巴结肿大：肿大淋巴结如何发现，大小和数量，有无疼痛，是否呈进行性肿大。其他部位淋淋巴结有无肿大。	2.5分
（4）咳痰：痰的性状和量。	1分

【续表】

（5）伴随症状：有无盗汗、消瘦，有无皮肤瘙痒、苍白和皮疹。	1分
2．诊疗经过	
（1）是否曾到医院就诊，做过哪些检查。	1分
（2）治疗情况	1分
3．一般情况　近期饮食、睡眠、大小便情况。	1分
（二）其他相关病史	
1．有无药物过敏史。	0.5分
2．与该病有关的其他病史：有无血液病、结缔组织病和结核病。有无相关疾病家族史。	2.5分
二、问诊技巧	
1．条理性强，能抓住重点。	1分
2．能围绕病情询问。	1分

4号题

【简要病史】女性，29岁。发热伴面颊部红斑8天门诊就诊。
【要求】请围绕以上简要病史，将应询问的现病史及相关病史写在答题纸上。
【时间】时间11分钟，分数15分。

4号题标准答案

一、问诊内容	15分
（一）现病史	
1．根据主诉及相关鉴别询问	
（1）发病诱因：有无外伤、感染、服用药物、日光照射或接触化学试剂。	1分
（2）发热：程度、热型，有无寒战。	2分
（3）面颊部红斑：外形，大小，两边是否对称，局部有无不适（如疼痛、瘙痒），与日晒的关系。其他部位有无皮疹。	2.5分
（4）伴随症状：有无口腔溃疡、脱发，有无关节痛、口干和眼干，有无皮肤黏膜出血。	1.5分
2．诊疗经过	
（1）是否曾到医院就诊，做过哪些检查：血常规、尿常规、抗核抗体、皮肤科检查。	1分
（2）治疗情况：是否用过退热药物和激素类药物治疗，疗效如何。	1分

【续表】

3. 一般情况 发病以来饮食、睡眠、大小便及体重变化情况。	1分
（二）其他相关病史	
1. 有无药物过敏史，有无光过敏史。	1分
2. 与该病有关的其他病史：有无心脏病、肾病和出血性疾病、风湿性疾病病史，有无皮肤病病史。月经与婚育史。有无遗传性疾病家族史。	2分
二、问诊技巧	
1. 条理性强，能抓住重点。	1分
2. 能围绕病情询问。	1分

5 号题

【简要病史】女孩，9岁。发热5天，皮疹3天急诊就诊。 【要求】请围绕以上简要病史，将应询问的现病史及相关病史写在答题纸上。 【时间】时间11分钟，分数15分。

5 号题标准答案

一、问诊内容	15分
（一）现病史	
1. 根据主诉及相关鉴别询问	
（1）发病诱因：有无受凉、劳累。	1分
（2）发热：程度、热型、有无寒战。	2分
（3）皮疹：部位、数量、颜色及其变化、形状、出现的顺序，有无瘙痒，与体温的关系。	2分
（4）伴随症状：有无流涕、咽痛、咳嗽、咳痰，有无头痛、呕吐。	2分
2. 诊疗经过	
（1）是否曾到医院就诊，做过哪些检查：血常规及皮肤科检查。	1分
（2）治疗情况：是否用过退热药物或抗菌药物治疗，疗效如何。	1分
3. 一般情况 发病以来精神状态、饮食、睡眠及大小便情况。	1分
（二）其他相关病史	
1. 生长发育情况。	0.5分
2. 有无药物过敏史，预防接种史。	1分

【续表】

3．与该病有关的其他病史：有无类似发作史，有无与传染病患者接触史，有无类似疾病家族史。	1.5 分
二、问诊技巧	
1．条理性强，能抓住重点。	1 分
2．能围绕病情询问。	1 分

第 2 节　水　肿

一、基础知识

（一）现病史

1.根据主诉及相关鉴别询问

（1）起病诱因、病因：有无前驱感染、精神紧张、感染。

（2）症状的特点：水肿出现时间、急缓、部位（开始部位及蔓延情况）、全身性或局部性、是否对称性、是否凹陷性，与体位变化及活动的关系。

（3）伴随症状：是否伴肝区胀痛，是否有泡沫样尿，有无呼吸困难及发绀，有无心脏、肾、肝、内分泌及过敏性疾病病史及其相关症状，如心悸、咳嗽、咳痰、咯血、头晕、头痛、失眠、腹胀、腹痛等。

2.诊疗经过：是否到过医院，做过什么检查（如尿常规、肝肾功能、胸部 X 线、腹部 B 超）和治疗（是否用过利尿剂），治疗经过及药效评价。

3.一般情况：患病以来饮食、睡眠、大小便及体重变化（水肿伴消瘦、体重减轻者，可见于营养不良）。

（二）其他相关病史

1.有无药物过敏史。

2.与该病有关的其他病史：有无心脏病、肝病、肾病、甲状腺疾病病史，有无肿瘤病史，有无营养不良及系统性红斑狼疮病史，月经史（水肿与月经周期有明显关系者可见于经前期紧张综合征）。

二、真题重现

6 号题

> 【简要病史】男，69 岁。双下肢水肿 5 日来诊。
> 【要求】请围绕以上简要病史，根据主诉展开询问患者病史及相关病史。
> 【时间】时间 11 分钟，分数 15 分

6 号题标准答案

一、问诊内容	15 分
（一）现病史	
1. 根据主诉及相关鉴别询问	
（1）起病诱因、病因：有无前驱感染、精神紧张、感染。	1 分
（2）症状的特点：水肿出现时间、急缓、部位（开始部位及蔓延情况）、全身性或局部性、是否对称性、是否凹陷性，与体位变化及活动的关系。	3 分
（3）伴随症状：是否伴肝区胀痛，是否有泡沫样尿，有无呼吸困难及发绀，有无心脏、肾、肝、内分泌及过敏性疾病病史及其相关症状，如心悸、咳嗽、咳痰、咯血、头晕、头痛、失眠、腹胀、腹痛等。	3 分
2. 诊疗经过　是否到过医院，做过什么检查（如尿常规、肝肾功能、胸部 X 线、腹部 B 超）和治疗（是否用过利尿剂），治疗经过及药效评价。	2 分
3. 一般情况　患病以来饮食、睡眠、大小便及体重变化（水肿伴消瘦、体重减轻者，可见于营养不良）。	1 分
（二）其他相关病史	
1. 有无药物过敏史。	0.5 分
2. 与该病有关的其他病史：有无心脏病、肝病、肾病、甲状腺疾病病史，有无肿瘤病史，有无营养不良及系统性红斑狼疮病史，月经史（水肿与月经周期有明显关系者可见于经前期紧张综合征）。	2.5 分
二、问诊技巧	
1. 条理性强，能抓住重点。	1 分
2. 能够围绕病情询问。	1 分

7 号题

【简要病史】女性，72 岁。双下肢水肿 5 个月，气短 3 天门诊就诊。既往有"冠心病"病史 5 年，未服药治疗。
【要求】请围绕以上简要病史，将应询问的现病史及相关病史写在答题纸上。
【时间】时间 11 分钟，分数 15 分。

7 号题标准答案

一、问诊内容	15 分
（一）现病史	
1. 根据主诉及相关鉴别询问	

【续表】

（1）发病诱因：有无剧烈运动、劳累、精神紧张、上呼吸道感染。	1分
（2）水肿：发生的缓急及程度，是否为凹陷性及对称性，其他部位有无水肿，加重或缓解因素（与体位变化及活动的关系）。	2分
（3）心悸：发作方式，是阵发性还是持续性，发作时的脉率和节律，加重或缓解因素。	2分
（4）伴随症状：有无发热、咳嗽、咳痰、呼吸困难，有无胸痛，有无头晕、黑矇，有无腹胀、尿量及尿色改变，有无消瘦、多汗、易饥。	2分
2．诊疗经过	
（1）是否曾到医院就诊，做过哪些检查：心电图、动态心电图、超声心动图。	1分
（2）治疗情况：是否用过利尿剂治疗，疗效如何。	1分
3．一般情况 发病以来饮食、睡眠、大小便及体重变化情况。	1分
（二）其他相关病史	
1．有无药物过敏史。	0.5分
2．与该病有关的其他病史：有无高血压、心脏病、甲状腺功能亢进症、糖尿病、慢性肾病、肝病病史，有无慢性肺部疾病、营养不良性疾病病史。有无烟酒嗜好。有无心脏病家族史。	2.5分
二、问诊技巧	
1．条理性强，能抓住重点。	1分
2．能围绕病情询问。	1分

8号题

【简要病史】女性,65岁。双下肢水肿3个月,气短2天门诊就诊。既往有"冠心病"病史5年,未服药治疗。

【要求】请围绕以上简要病史,将应询问的现病史及相关病史写在答题纸上。

【时间】时间11分钟,分数15分。

8号题标准答案

一、问诊内容	15分
（一）现病史	
1．根据主诉及相关鉴别询问	
（1）发病诱因：有无劳累、受凉、感染、精神紧张。	1分

【续表】

（2）水肿：首先出现的部位、时间及程度，是否对称性，是否凹陷性，其他部位有无水肿，加重或缓解闲素。	2分
（3）呼吸困难(气短)：程度，是阵发性还是持续性，有无夜闯发作,加重或缓解因素（与体位及活动的关系。	1分
（4）伴随症状：有无头晕、头痛、晕厥，有无心悸、胸闷（1分）。有无咳嗽、咳痰、胸痛，有无腹胀、腹痛（1分）。有无尿量及尿色改变（1分）。	3分
2．诊疗经过	
（1）是否曾到医院就诊，做过哪些检查。	1分
（2）治疗情况。	1分
3．一般情况 发病以来饮食、睡眠、大小便及体重变化情况。	1分
（二）其他相关病史	
1．有无药物过敏史。	0.5分
2．"冠心病"诊治情况。	0.5分
3．与该病有关的其他病史：有无高血压，有无肝病、肾病、营养不良史，有无血脂异常、糖尿病病史。有无冠心病家族史。	2分
二、问诊技巧	
1．条理性强，能抓住重点。	1分
2．能围绕病情询问。	1分

9号题

【简要病史】男性，73岁。反复双下肢水肿3个月门诊就诊。既往有"冠心病"10年。
【要求】请围绕以上简要病史，将应询问的现病史及相关病史写在答题纸上。
【时间】时间11分钟，分数15分。

9号题标准答案

一、问诊内容	15分
（一）现病史	
1．根据主诉及相关鉴别询问	
（1）发病诱因：有无劳累、感染、受凉。	1分
（2）水肿：最早出现的部位、时间及程度，是否对称性，是否凹陷性，加重或缓解因素（与体位变化和活动的关系）。	3分

【续表】

（3）伴随症状：有无胸痛、胸闷、心悸（1.5），有无发热、咳嗽、咳痰、咯血、呼吸困难（0.5分），有无腹胀、腹痛，有无尿量及尿色改变（1分）。	3分
2. 诊疗经过	
（1）是否曾到医院就诊，做过哪些检查。	1分
（2）治疗情况。	1分
3. 一般情况　发病以来饮食、睡眠、大小便及体重变化情况。	1分
（二）其他相关病史	
1. 有无药物过敏史。	0.5分
2.“冠心病”诊治情况。	0.5分
3. 与该病有关的其他病史：有无慢性肺部疾病病史，有无高血压、肝病、肾病及糖尿病病史。有无营养不良史。有无烟酒嗜好。有无心脏病家族史。	2分
二、问诊技巧	
1. 条理性强，能抓住重点。	1分
2. 能围绕病情询问。	1分

第3节　咳嗽与咳痰

一、基础知识

（一）现病史

1. 根据主诉及相关鉴别询问

（1）起病诱因、病因：有无受凉、劳累、上呼吸道感染，有无服用 ACEI 类药物。

（2）症状的特点：发病年龄，发病时间长短和规律（突发、发作性、慢性长期、夜间还是白天），咳嗽程度、音色（声音嘶哑、鸡鸣样咳嗽、金属音咳嗽，咳嗽声音低微或无力）与影响因素，是否伴有咳痰是，痰的颜色、性状、量、气味，是否带血。

（3）伴随症状：是否伴发热，是否伴胸痛，是否伴呼吸困难，是否伴咯血，是否伴大量浓痰，是否伴哮鸣音。怀疑支气管扩张时要注意有无杵状指。

2. 诊疗经过：是否到过医院，做过什么检查（如血常规、胸部 X 线、痰病原学检查）和治疗，治疗经过及药疗评价，是否使用抗生素、祛痰、止咳治疗，疗效如何。

3. 一般情况：患病以来饮食、睡眠、大小便及体重变化。

（二）其他相关病史

1. 有无药物过敏史。

2. 与该病有关的其他病史：了解居住地、职业及吸烟史，既往有无慢性肺部疾病、心脏病、糖尿病、肝病、肾病等病史。

二、真题重现

10 号题

【简要病史】男，69 岁。反复咳嗽、咳痰 20 余年来诊。
【要求】请围绕以上简要病史，根据主诉展开询问患者病史及相关病史。
【时间】时间 11 分钟，分数 15 分

10 号题标准答案

一、问诊内容	15 分
（一）现病史	
1. 根据主诉及相关鉴别询问	
（1）起病诱因、病因：有无受凉、劳累、上呼吸道感染，有无服用 ACEI 类药物。	1 分
（2）症状的特点：发病年龄，发病时间长短和规律（突发、发作性、慢性长期、夜间还是白天），咳嗽程度、音色（声音嘶哑、鸡鸣样咳嗽、金属音咳嗽，咳嗽声音低微或无力）与影响因素，是否伴有咳痰是，痰的颜色、性状、量、气味，是否带血。	3 分
（3）伴随症状：是否伴发热，是否伴胸痛，是否伴呼吸困难，是否伴咯血，是否伴大量浓痰，是否伴哮鸣音。怀疑支气管扩张时要注意有无杵状指。	3 分
2. 诊疗经过 是否到过医院，做过什么检查（如血常规、胸部 X 线、痰病原学检查）和治疗，治疗经过及药疗评价，是否使用抗生素、祛痰、止咳治疗，疗效如何。	2 分
3. 一般情况 患病以来饮食、睡眠、大小便及体重变化。	1 分
（二）其他相关病史	
1. 有无药物过敏史。	0.5 分
2. 与该病有关的其他病史 了解居住地、职业及吸烟史，既往有无慢性肺部疾病、心脏病、糖尿病、肝病、肾病等病史。	2.5 分
二、问诊技巧	
1. 条理性强，能抓住重点。	1 分
2. 能够围绕病情询问。	1 分

11 号题

【简要病史】男性，28 岁。发热、咽痛 3 天，咳嗽 2 天门诊就诊。
【要求】请围绕以上简要病史，将应询问的现病史及相关病史写在答题纸上。
【时间】时间 11 分钟，分数 15 分。

11 号题标准答案

一、问诊内容	15 分
（一）现病史	
1. 根据主诉及相关鉴别询问	
（1）发病诱因：有无受凉、劳累。	1 分
（2）发热：程度，热型，有无寒战。	1.5 分
（3）咽痛：性质，程度，加重或缓解因素（与吞咽的关系）。	2 分
（4）咳嗽：性质，音色，程度，发生的时间和规律，加重或缓解因素	1.5 分
（5）伴随症状：有无乏力、盗汗，有无咯血、胸痛、呼吸困难分，有无头痛和肌肉酸痛。	2 分
2. 诊疗经过	
（1）是否曾到医院就诊，做过哪些检查。	1 分
（2）治疗情况。	1 分
3. 一般情况 近期饮食、睡眠、大小便及体重变化情况。	1 分
（二）其他相关病史	
1. 有无药物过敏史。	0.5 分
2. 与该病相关的其他病史：有无慢性肺部疾病、心脏病病史。有无传染病接触史。工作性质及环境，有无烟酒嗜好。	2.5 分
二、问诊技巧	
1. 条理性强，能抓住重点。	1 分
2. 能围绕病情询问。	1 分

12 号题

【简要病史】男性，28 岁。咳嗽、咳痰、发热 6 天，胸痛 2 天门诊就诊。
【要求】请围绕以上简要病史，将应询问的现病史及相关病史写在答题纸上。
【时间】时间 11 分钟，分数 15 分。

12 号题标准答案

一、问诊内容	15 分
（一）现病史	
1. 根据主诉及相关鉴别询问	
（1）发病诱因：有无受凉、劳累。	1 分
（2）咳嗽：性质、音色、程度，发生的时间和规律，加重或缓解因素。	1 分
（3）咳痰：痰液性状和量，加重或缓解因素。	1 分
（4）发热：程度，热型，有无寒战。	1 分
（5）胸痛：具体部位、性质、程度，加重或缓解因素。	2 分
（6）伴随症状：有无咯血、呼吸困难，有无乏力、盗汗，有无咽痛、头痛和肌肉酸痛	1 分
2. 诊疗经过	
（1）是否曾到医院就诊，做过哪些检查。	1 分
（2）治疗情况。	1 分
3. 一般情况 近期饮食、睡眠、大小便及体重变化情况。	1 分
（二）其他相关病史	
1. 有无药物过敏史。	0.5 分
2. 与该病相关的其他病史：有无慢性肺部疾病、心脏病病史。有无传染病接触史。工作性质及环境，有无烟酒嗜好。	2.5 分
二、问诊技巧	
1. 条理性强，能抓住重点。	1 分
2. 能围绕病情询问。	1 分

13 号题

【简要病史】男性，56 岁。反复咳嗽、咳痰、痰中带血 9 年，咯血 2 天门诊就诊，儿时曾患"麻疹肺炎"。
【要求】请围绕以上简要病史，将应询问的现病史及相关病史写在答题纸上。
【时间】时间 11 分钟，分数 15 分。

13 号题标准答案

一、问诊内容	15 分
（一）现病史	

【续表】

1. 根据主诉及相关鉴别询问	
（1）发病诱因：有无受凉、劳累。	1分
（2）咳嗽：性质、音色、程度，发生的时间和规律，加重或缓解因素。	1.5分
（3）咳痰：痰液性状和量，有无异味，加重或缓解因素。	1.5分
（4）咯血：痰中带血的性状和量，本次咯血的急缓、性状和量。	1.5分
（5）伴随症状：有无胸痛、呼吸困难，有无发热、盗汗。	1.5分
2. 诊疗经过	
（1）是否曾到医院就诊，做过哪些检查。	1分
（2）治疗情况。	1分
3. 一般情况 发病以来饮食、睡眠、大小便及体重变化情况。	1分
（二）其他相关病史	
1. 有无药物过敏史。	0.5分
2. 与该病相关的其他病史：儿时"麻疹肺炎"的诊治情况。有无肺结核、心脏病、肝病、肾病病史。工作性质及环境，有无烟酒嗜好。	2.5分
二、问诊技巧	
1. 条理性强，能抓住重点。	1分
2. 能围绕病情询问。	1分

14 号题

【简要病史】患者，男，75岁。咳粉红色泡沫痰2小时急诊入院。高血压痛史30年。
【要求】请围绕以上简要病史，将应询问的现病史及相关病史写在答题纸上。
【时间】时间11分钟，分数15分。

14 号题标准答案

一、问诊内容	15分
（一）现病史	
1. 根据主诉及相关鉴别询问	
（1）发病诱因：高血压的程度及治疗情况,有无情绪激动、劳累、感染、输液过多等诱因。	2分
（2）呼吸困难：发病、程度、与体位及活动的关系，有无夜间阵发性呼吸困难、缓解或加重的因素。	3分

【续表】

（3）伴随症状：有无发热、胸痛、烦躁不安、头痛、乏力、少尿等。	2分
2. 诊疗经过	
（1）是否曾到医院就诊，做过哪些检查：如心电图、胸片、心脏B超等。	1分
（2）治疗情况：是否用过抗菌、止血药物，疗效如何。	1分
3. 一般情况 发病以来，患者饮食、睡眠、大小便及体重变化情况。	1分
（二）其他相关病史	
1. 有无药物过敏史。	0.5分
2. 与该病有关的其他病史：有无类似发作史，有无其他心脏病、肺结核病史，有无烟酒嗜好。工作环境，家族史。	2.5分
二、问诊技巧	
1. 条理性强，能抓住重点。	1分
2. 能围绕病情询问。	1分

15 号题

【简要病史】男性，56岁。发热、咳嗽、咳痰2周伴胸痛3天门诊就诊。 【要求】请围绕以上简要病史，将应询问的现病史及相关病史写在答题纸上。 【时间】时间11分钟，分数15分。

15 号题标准答案

一、问诊内容	15分
（一）现病史	
1. 根据主诉及相关鉴别询问	
（1）发病诱因：有无受凉、劳累。	1分
（2）发热：程度，热型，有无寒战。	1.5分
（3）咳嗽：性质、音色、程度，发生的时间和规律，加重或缓解因素。	1.5分
（4）咳痰：痰液性状和量，加重或缓解因素。	1.5分
（5）胸痛：具体部位、性质、程度，加重或缓解因素。	1分
（6）伴随症状：有无咯血、呼吸困难，有无乏力、盗汗。	2分
2. 诊疗经过	
（1）是否曾到医院就诊，做过哪些检查。	1分

【续表】

（2）治疗情况。	1分
3. 一般情况　近期饮食、睡眠、大小便及体重变化情况。	1分
（二）其他相关病史	
1. 有无药物过敏史。	0.5分
2. 与该病相关的其他病史：有无肺结核、支气管扩张等慢性呼吸系统疾病病史，有无高血庭、心脏病、糖尿病病史。工作性质及环境，有无烟酒嗜好。	2.5分
二、问诊技巧	
1. 条理性强，能抓住重点。	1分
2. 能围绕病情询问。	1分

第4节　咯　血

一、基础知识

（一）现病史

1. 根据主诉及相关鉴别询问

（1）起病诱因、病因：有无受凉、劳累、上呼吸道感染。

（2）症状的特点：发病年龄，咯血的性质（咳出还是呕出），咯血的量、颜色和性状。

（3）伴随症状：是否伴发热，是否伴胸痛，是否有呛咳，是否伴脓痰，有无皮肤黏膜出血，有无杵状指，是否有皮肤、巩膜黄染。

2. 诊疗经过：是否到过医院，做过什么检查（如血常规、胸部X线或胸部CT、痰病原学检查、支气管镜检查）和治疗，治疗经过及药疗评价。

3. 一般情况：患病以来饮食、睡眠、大小便及体重变化。

（二）其他相关病史

1. 有无药物过敏史。

2. 与该病有关的其他病史：有无幼年时期下呼吸道感染病史，有无肺结核、心脏病、肝病、糖尿病、血液系统疾病、下肢深静脉血栓病史（导致肺栓塞）。工作性质及环境（职业性粉尘接触史），有无烟酒嗜好。

二、真题重现

16 号题

【简要病史】女，24 岁。突发大量咯血 2 小时来诊。
【要求】请围绕以上简要病史，根据主诉展开询问患者病史及相关病史。
【时间】时间 11 分钟，分数 15 分

16 号题标准答案

一、问诊内容	15 分
（一）现病史	
1. 根据主诉及相关鉴别询问	
（1）起病诱因、病因：有无受凉、劳累、上呼吸道感染。	1 分
（2）症状的特点：发病年龄，咯血的性质（咳出还是呕出），咯血的量、颜色和性状。	3 分
（3）伴随症状：是否伴发热，是否伴胸痛，是否有呛咳，是否伴脓痰，有无皮肤黏膜出血，有无杵状指，是否有皮肤、巩膜黄染。	3 分
2. 诊疗经过 是否到过医院，做过什么检查（如血常规、胸部 X 线或胸部 CT、痰病原学检查、支气管镜检查）和治疗，治疗经过及药疗评价。	2 分
3. 一般情况 患病以来饮食、睡眠、大小便及体重变化。	1 分
（二）其他相关病史	
1. 有无药物过敏史。	0.5 分
2. 与该病有关的其他病史：有无幼年时期下呼吸道感染病史，有无肺结核、心脏病、肝病、糖尿病、血液系统疾病、下肢深静脉血栓病史（导致肺栓塞）。工作性质及环境（职业性粉尘接触史），有无烟酒嗜好。	2.5 分
二、问诊技巧	
1. 条理性强，能抓住重点。	1 分
2. 能够围绕病情询问。	1 分

17 号题

【简要病史】女性，63 岁。间断咳嗽、咳痰、痰中带血 5 年，咯血 3 天急诊就诊。
【要求】请围绕以上简要病史，将应询问的现病史及相关病史写在答题纸上。
【时间】时间 11 分钟，分数 15 分。

17 号题标准答案

一、问诊内容	15 分
（一）现病史	
1. 根据主诉及相关鉴别询问	
（1）发病诱因：有无受凉、劳累。	1 分
（2）咯血：痰中带血的性状和量，本次咯血的急缓、性状、颜色和量。	1 分
（3）咳嗽：性质、音色、程度，发生的时间和规律，加重或缓解缓解因素。	1.5 分
（4）咳痰：痰的性状和量，有无异味，有无季节性，加重或缓解因素。	1.5 分
（5）伴随症状：有无发热、盗汗、胸痛，有无心悸、晕厥、呼吸困难，有无其他部位出血，有无双下肢水肿。	2 分
2. 诊疗经过	
（1）是否曾到医院就诊，做过哪些检查：血常规、胸部 X 线片（或 CT）、支气管镜。	1 分
（2）治疗情况：是否用过抗菌、止咳、祛痰及止血药物治疗，疗效如何。	1 分
3. 一般情况　发病以来饮食、睡眠、大小便及体重变化情况。	1 分
（二）其他相关病史	
1. 有无药物过敏史。	0.5 分
2. 与该病有关的其他病史：有无幼年呼吸道感染病史（麻疹肺炎、百日咳等），有无肺结核、心脏病、糖尿病及血液病病史。工作性质及环境，有无烟酒嗜好。	2.5 分
二、问诊技巧	
1. 条理性强，能抓住重点。	1 分
2. 能围绕病情询问。	1 分

18 号题

【简要病史】女性，39 岁。间断咯血 12 年，再发 1 天急诊入院。 【要求】请围绕以上简要病史，将应询问的现病史及相关病史写在答题纸上。 【时间】时间 11 分钟，分数 15 分。

18 号题标准答案

一、问诊内容	15 分
（一）现病史	
1. 根据主诉及相关鉴别询问	

（1）发病诱因：有无受凉、劳累、上呼吸道感染。	1分
（2）咯血：发作频率、性状和量，加重或缓解因素，是否与月经有关，是否与季节有关。	2分
（3）本次咯血情况：起病急缓、咯血的性状和量（1.5分）。有无咳嗽、咳痰、发热、盗汗，有无胸痛、呼吸困难，有无大汗、心悸、意识障碍，有无下肢水肿，有无皮肤黏膜出血（2.5分）。	4分
2. 诊疗经过	
（1）是否曾到医院就诊，做过哪些检查：如胸部X线片、胸部CT、支气管镜检查。	1分
（2）是否使用抗生素、此血药物治疗，疗效如何。	1分
3. 一般情况　发病以来饮食、睡眠、大小便及体重变化情况。	1分
（二）其他相关病史	
1. 有无药物过敏史。	0.5分
2. 与该病有关的其他病史：有无幼年时期下呼吸道感染病史，有无肺结核、心脏病、肝病、肾病、糖尿病、下肢深静脉血栓病史。工作性质及环境，有无烟酒嗜好。	2.5分
二、问诊技巧	
1. 条理性强，能抓住重点。	1分
2. 能围绕病情询问。	1分

19号题

【简要病史】女性，40岁。间断咳嗽、咳痰、咯血伴低热1周门诊入院。
【要求】请围绕以上简要病史，将应询问的现病史及相关病史写在答题纸上。
【时间】时间11分钟，分数15分。

19号题标准答案

一、问诊内容	15分
（一）现病史	
1. 根据主诉及相关鉴别询问	
（1）发病诱因：有无受凉、劳累、上呼吸道感染。	0.5分
（2）咳嗽：性质、音色、程度及昼夜变化规律。	1.5分
（3）咳痰：痰液的性状、量，有无臭味。	1分

【续表】

（4）咯血：发血：发作频率、性状和量，加重或缓解因素，是否与月经有关，是否与季节有关	1分
（5）低热：每日体温变化，有无畏寒、寒战，有无盗汗。	1分
（6）伴随症状：有无头晕、晕厥，有无胸痛、呼吸困难，有无皮肤黏膜出血，有无双下肢水肿。	2分
2．诊疗经过	1分
（1）是否曾到医院就诊，做过哪些检查：如血常规、血沉、胸部X线片或CT、PPD试验、痰病原学检查。	1分
（2）治疗情况：有无使用抗生素、止血药物治疗，疗效如何。	1分
3．一般情况　发病以来饮食、睡眠、大小便及体重变化情况。	1分
（二）其他相关病史	
1．有无药物过敏史。	0.5分
2．与该病相关相关的其他病史：有无慢性肺部疾病、心脏病；糖尿病、肿瘤及出血性疾病病史。工作性质质及环境。吸烟量。	2.5分
二、问诊技巧	
1．条理性强，能抓住重点。	1分
2．能围绕病情询问。	1分

20号题

【简要病史】男性，68岁。咳嗽、咳痰1月余，咯血1周门诊就诊。吸烟史36年。
【要求】请围绕以上简要病史，将应询问的现病史及相关病史写在答题纸上。
【时间】时间11分钟，分数15分。

20号题标准答案

一、问诊内容	15分
（一）现病史	
1．根据主诉及相关鉴别询问	
（1）发病诱因：有无劳累、受凉。	0.5分
（2）咳嗽，触质、音色、程度，发生的时间和规律，加重或缓解因素。	2分
（3）咳痰：痰的性状和量，加重或缓解因素。	1分

（4）咯血：性状和量。	1分
（5）伴随症状：有无发热、盗汗，有无胸痛、呼吸困难，有无头晕、心悸。	2分
2. 诊疗经过	1分
（1）是否曾到医院就诊，做过哪些检查。	1分
（2）治疗情况。	1分
3. 一般情况 发病以来饮食、睡眠、大小便及体重变化情况。	1分
（二）其他相关病史	
1. 有无药物过敏史。	0.5分
2. 与该病相关的其他病史：有无慢性肺部疾病、心脏病、糖尿病、肿瘤及出血性疾病病史。工作性质及环境。吸烟量。	2.5分
二、问诊技巧	
1. 条理性强，能抓住重点。	1分
2. 能围绕病情询问。	1分

21 号题

【简要病史】女性，44 岁。间断咳嗽、咳痰 5 年，咯血 1 周门诊就诊。
【要求】请围绕以上简要病史，将应询问的现病史及相关病史写在答题纸上。
【时间】时间 11 分钟，分数 15 分。

21 号题标准答案

一、问诊内容	15分
（一）现病史	
1. 根据主诉及相关鉴别询问	
（1）发病诱因：有无受凉、劳累。	0.5分
（2）咳嗽：性质、音色、程度，发生的时间和规律，加重或缓解因素。	1.5分
（3）咳痰：痰的性状和量，有无异味，加重或缓解因素。	1.5分
（4）咯血：性状和量。	1.5分
（5）伴随症状：有无发热，有无胸痛、呼吸困难、心悸。	1.5分
2. 诊疗经过	

【续表】

（1）是否曾到医院就诊，做过哪些检查。	1分
（2）治疗情况。	1分
3．一般情况　发病以来饮食、睡眠、大小便及体重变化情况。	1分
（二）其他相关病史	
1．有无药物过敏史。	0.5分
2．"高血压"的诊治情况。	0.5分
3．与该病有关的其他病史：有无慢性肺部疾病、心脏病、血脂异常、肾病、糖尿病病史。有无烟酒嗜好。有无冠心病家族史。	2.5分
二、问诊技巧	
1．条理性强，能抓住重点。	1分
2．能围绕病情询问。	1分

第5节　胸　痛

一、基础知识

（一）现病史
　　1.根据主诉及相关鉴别询问
　　（1）起病诱因、病因：有无运动、饱餐及情绪激动。
　　（2）症状的特点：疼痛的部位、性质和程度，发作的时间、病程、发作急缓程度、范围、有无放射痛、持续时间、加重或缓解因素，与呼吸、排便、体位的关系。
　　（3）伴随症状：是否伴咳嗽、咳痰、发热，是否伴呼吸困难，是否伴咯血；是否伴皮肤苍白、大汗、头晕、意识丧失；是否伴呼吸困难，有无反酸、胃灼热。
　　2.诊疗经过：是否到过医院，做过什么检查（如心电图、胸部X线片、心肌坏死标记物）和治疗，治疗经过及药疗评价，口服硝酸甘油能否缓解。
　　3.一般情况：患病以来饮食、睡眠、大小便及体重变化。

（二）其他相关病史
　　1.有无药物过敏史。
　　2.与该病有关的其他病史：既往有无类似发作史，有无高血压、高血脂、糖尿病、心脏病、结核病史，有无烟酒嗜好，有无手术史。

二、真题重现

22 号题

> 【简要病史】男，21 岁。突发胸痛 3 小时来诊。
> 【要求】请围绕以上简要病史，根据主诉展开询问患者病史及相关病史。
> 【时间】时间 11 分钟，分数 15 分

22 号题标准答案

一、问诊内容	15 分
（一）现病史	
1. 根据主诉及相关鉴别询问	
（1）起病诱因、病因：有无运动、饱餐及情绪激动。	1 分
（2）症状的特点：疼痛的部位、性质和程度，发作的时间、病程、发作急缓程度、范围、有无放射痛、持续时间、加重或缓解因素，与呼吸、排便、体位的关系。	3 分
（3）伴随症状：是否伴咳嗽、咳痰、发热，是否伴呼吸困难，是否伴咯血，是否伴皮肤苍白、大汗、头晕、意识丧失，是否伴呼吸困难，有无反酸、胃灼热。	3 分
2. 诊疗经过：是否到过医院，做过什么检查（如心电图、胸部 X 线片、心肌坏死标记物）和治疗，治疗经过及药疗评价，口服硝酸甘油能否缓解。	2 分
3. 一般情况：患病以来饮食、睡眠、大小便及体重变化。	1 分
（二）其他相关病史	
1. 有无药物过敏史。	0.5 分
2. 与该病有关的其他病史：既往有无类似发作史，有无高血压、高血脂、糖尿病、心脏病、结核病史，有无烟酒嗜好，有无手术史。	2.5 分
二、问诊技巧	
1. 条理性强，能抓住重点。	1 分
2. 能够围绕病情询问。	1 分

23 号题

> 【简要病史】男性，67 岁。外伤后左侧胸痛伴呼吸困难半小时急诊就诊。
> 【要求】请围绕以上简要病史，将应询问的现病史及相关病史写在答题纸上。
> 【时间】时间 11 分钟，分数 15 分。

23 号题标准答案

一、问诊内容	15 分
（一）现病史	
1. 根据主诉及相关鉴别询问	
（1）受伤机制：具体受伤时间、原因、部位和受伤经过。	1 分
（2）胸痛：具体部位、性质、程度，有无放射，加重或缓解因素（与呼吸、体位及活动的关系）。有无皮肤瘀斑及破损。	2 分
（3）呼吸困难（气短）：发作时间及程度，发病缓急，是阵发性还是持续性，加重或缓解因素（与活动及体位的关系）。	2 分
（4）呼吸困难：程度，加重或缓解因素（与呼吸、体位及活动的关系）。	2 分
（5）伴随症状：有无咯血，有无心悸、头晕、出汗或意识障碍，有无腹痛或其他部位疼痛	2 分
2. 诊疗经过	
（1）是否曾到医院就诊，做过哪些检查。	1 分
（2）治疗情况。	1 分
3. 一般情况 近期饮食、睡眠、大小便情况。	1 分
（二）其他相关病史	
1. 有无药物过敏史。	0.5 分
2. 与该病相关的其他病中：有无慢性肺部疾病、高血压、心脏病病史。有无手术史。有无烟酒嗜好。	2.5 分
二、问诊技巧	
1. 条理性强，能抓住重点。	1 分
2. 能围绕病情询问。	1 分

24 号题

【简要病史】女性，25 岁。乘车时发生车祸致左侧胸痛伴憋气 1 时急诊入院。
【要求】请围绕以上简要病史，将应询问的现病史及相关病史写在答题纸上。
【时间】时间 11 分钟，分数 15 分。

24 号题标准答案

一、问诊内容	15 分
（一）现病史	

【续表】

1.根据主诉及相关鉴别询问	
（1）受伤机制：具体受伤部位和受伤经过（具体座位、身体撞击的具体部位和撞击物）。	1分
（2）胸痛：具体部位、性质、程度，有无放射，加重或缓解因素（与呼吸、体位及活动的关系），有无皮肤减破损。	2分
（3）伴随症状：有无心悸、大汗（1分）。有无发热、咳嗽、咳痰、咯血、呼吸困难（1.5分）。有无反酸、嗳气（0.5分）。	3分
2.诊疗经过	
（1）是否曾到医院就诊，做过哪些检查。	1分
（2）治疗情况。	1分
3.一般情况 发病以来饮食、睡眠、大小便及体重变化情况。	1分
（二）其他相关病史	
1.有无药物过敏史。	0.5分
2.与该病有关的其他病史：有无高血压、心脏病、糖尿病、肺部疾病、血异常及消化系统疾病病史。有无烟酒嗜好。有无冠心病家族族史。	2.5分
二、问诊技巧	
1.条理性强，能抓住重点。	1分
2.能围绕病情询问。	1分

25 号题

【简要病史】男性，6岁。间断胸痛4年门诊就诊。
【要求】请围绕以上简要病史，将应询问的现病史及相关病史写在答题纸上。
【时间】时间11分钟，分数15分。

25 号题标准答案

一、问诊内容	15分
（一）现病史	
1.根据主诉及相关鉴别询问	
（1）发病诱因：有无劳累、饮酒、情绪激动、感染，有无外伤。	1分
（2）胸痛：起病缓急，部位、性质、程度，发作频率及持续时间，有无放射，加重或缓解因素（与活动、体位及呼吸的关系）。	2分

【续表】

（3）伴随症状：有无心悸、大汗（1分）。有无发热、咳嗽、咳痰、咯血、呼吸困难（1.5分）。有无反酸、嗳气（0.5分）。	3分
2. 诊疗经过	
（1）是否曾到医院就诊，做过哪些检查。	1分
（2）治疗情况。	1分
3. 一般情况　发病以来饮食、睡眠、大小便及体重变化情况。	1分
（二）其他相关病史	
1. 有无药物过敏史。	0.5分
2. 与该病有关的其他病史：有无高血压、心脏病、糖尿病、肺部疾病、血脂异常及消化系统疾病病史。有无烟酒嗜好。有无冠心病家族史。	2.5分
二、问诊技巧	
1. 条理性强，能抓住重点。	1分
2. 能围绕病情询问。	1分

26 号题

【简要病史】男性，68 岁。突发胸骨后疼痛 1 小时急诊就诊。
【要求】请围绕以上简要病史，将应询问的现病史及相关病史写在答题纸上。
【时间】时间 11 分钟，分数 15 分。

26 号题标准答案

一、问诊内容	15分
（一）现病史	
1. 根据主诉及相关鉴别询问	
（1）发病诱因：有无外伤、劳累、饱餐、情绪激动、用力排便。	1分
（2）胸痛：性质、程度，是否为持续性，有无放射，加重或缓解因素（与活动、体位及呼吸的关系）。	3分
（3）伴随症状：有无胸闷、心悸、出汗、头晕、晕厥（1.5分）。有无发热、咳嗽、咳痰、咯血、呼吸困难（1分）。有无反酸、烧心（0.5分）。	3分
2. 诊疗经过	
（1）是否曾到医院就诊，做过哪些检查。	1分

【续表】

（2）治疗情况。	1分
3. 一般情况 近期饮食、睡眠、大小便及体重变化情况。	1分
（二）其他相关病史	
1. 有无药物过敏史。	0.5分
2. 与该病有关的其他病史：有无高血压、心脏病、肺部疾病、消化系统疾病、糖尿病、血脂异常病史。有无烟酒嗜好。有无高血压、冠心病家族史。	2.5分
二、问诊技巧	
1. 条理性强，能抓住重点。	1分
2. 能围绕病情询问。	1分

27号题

【简要病史】男性，57岁。发作性胸痛伴心悸1个月门诊就诊。
【要求】请围绕以上简要病史，将应询问的现病史及相关病史写在答题纸上。
【时间】时间11分钟，分数15分。

27号题标准答案

一、问诊内容	15分
（一）现病史	
1. 根据主诉及相关鉴别询问	
（1）发病诱因：有无精神紧张或剧烈运动，有无劳累、外伤。	1分
胸痛：部位、性质、程度，发作频率及持续时间，有无放射，加重或缓解因素（与活动、体位及呼吸的）（2分）。 心悸：与胸痛发作的关系，发作方式，发作频率与持续时间，加重或缓解因素（2分）。	4分
（3）有无胸闷、气短，有无头晕、晕厥（1分）。有无反酸、嗳气、有无易饥、多汗（1分）。	2分
2. 诊疗经过	
（1）是否曾到医院就诊，做过哪些检查。	1分
（2）治疗情况。	1分
3. 一般情况 发病以来饮食、睡眠、大小便及体重变化情况。	1分
（二）其他相关病史	

【续表】

1. 有无药物过敏史。	0.5 分
2. 与该病有关的其他病史：有无高血压、心脏病、肺部疾病病史，有无贫血、甲状腺功能亢进症病史。有无烟酒嗜好。有无冠心病家族史。	2.5 分
二、问诊技巧	
1. 条理性强，能抓住重点。	1 分
2. 能围绕病情询问。	1 分

28 号题

【简要病史】女性，26 岁。右胸痛 5 天。胸部 X 线片示"右侧少量胸腔积液"。

【要求】请围绕以上简要病史，将应询问的现病史及相关病史写在答题纸上。

【时间】时间 11 分钟，分数 15 分。

28 号题标准答案

一、问诊内容	15 分
（一）现病史	
1. 根据主诉及相关鉴别询问	
（1）发病诱因：有无劳累、受凉、上呼吸道感染。	1 分
（2）发热：程度和热型，有无畏寒或寒战。	1 分
（3）胸痛：具体部位、性质、程度，有无放射，加重或缓解因素（与呼吸及体位的关系）。	3 分
（4）伴随症状：有无咳嗽、咳痰，有无咯血、呼吸困难，有无盗汗，有无心悸、双下肢水肿。	2 分
2. 诊疗经过	
（1）是否曾到医院就诊，做过哪些检查：血常规、血沉、PPD 试验、胸腔积液检查。	1 分
（2）治疗情况：是否行胸腔穿刺抽液，抽液次数及量，是否用过抗感染或抗结核药物治疗，疗效如何。	1 分
3. 一般情况 发病以来饮食、睡眠、大小便及体重变化情况。	1 分
（二）其他相关病史	
1. 有无药物过敏史。	0.5 分
2. 与该病有关的其他病史：有无慢性肺部疾病、心脏病、糖尿病病史。有无与肺结核患者接触史。工作性质及环境，有无烟酒嗜好。月经与婚育史。	2.5 分

【续表】

二、问诊技巧	
1．条理性强，能抓住重点。	1分
2．能围绕病情询问。	1分

第6节　呕血与便血

一、基础知识
（一）现病史
1. 根据主诉及相关鉴别询问

（1）起病诱因、病因：有无饮酒、进食粗糙或带刺食物、异物、非甾体类消炎药（NSAIDS）药物、外伤。

（2）症状的特点：呕血／便血的起病时间、病程长短（初发、复发）、发作次数、持续时间，呕血／便血的量、性状、颜色，便血的颜色及其与大便的关系（便中、便后）。

（3）伴随症状：是否伴上腹痛，是否有腹胀、肝掌、蜘蛛痣，是否有皮肤巩膜黄染、畏寒、发热，是否伴有皮肤出血点。呕血伴有肠鸣、黑便者，提示有活动性出血。

2. 诊疗经过：是否到过医院，做过什么检查（如粪便常规、隐血，血常规、肝肾功能。腹部B超检查）和治疗，治疗经过及药效评价。

3. 一般情况：患病以来饮食、睡眠、大小便及体重变化。

（二）其他相关病史
1. 有无药物过敏史。

2. 与该病有关的其他病史：有无消化性溃疡、肝炎、血液系统疾病及肿瘤病史，有无地方和流行病区居住史，有无大量饮酒史，有无肿瘤家族史。

二、真题重现
29号题

【简要病史】男，53岁。呕血、便血3天来诊。
【要求】请围绕以上简要病史，根据主诉展开询问患者病史及相关病史。
【时间】时间11分钟，分数15分

29 号题标准答案

一、问诊内容	15 分
（一）现病史	
1. 根据主诉及相关鉴别询问	
（1）起病诱因、病因：有无饮酒、进食粗糙或带刺食物、异物、非甾体类消炎药（NSAIDS）药物、外伤。	1 分
（2）症状的特点：呕血/便血的起病时间、病程长短（初发、复发）、发作次数、持续时间，呕血/便血的量、性状、颜色，便血的颜色及其与大便的关系（便中、便后）。	3 分
（3）伴随症状：是否伴上腹痛，是否有腹胀、肝掌、蜘蛛痣，是否有皮肤巩膜黄染、畏寒、发热，是否伴有皮肤出血点。呕血伴有肠鸣、黑便者，提示有活动性出血。	3 分
2. 诊疗经过 是否到过医院，做过什么检查（如粪便常规、隐血，血常规、肝肾功能。腹部 B 超检查）和治疗，治疗经过及药效评价。	2 分
3. 一般情况 患病以来饮食、睡眠、大小便及体重变化。	1 分
（二）其他相关病史	
1. 有无药物过敏史。	0.5 分
2. 与该病有关的其他病史 有无消化性溃疡、肝炎、血液系统疾病及肿瘤病史，有无地方和流行病区居住史，有无大量饮酒史，有无肿瘤家族史。	2.5 分
二、问诊技巧	
1. 条理性强，能抓住重点。	1 分
2. 能够围绕病情询问。	1 分

30 号题

【简要病史】男性，42 岁。间断上腹痛 3 年，呕血 2 天急诊就诊。
【要求】请围绕以上简要病史，将应询问的现病史及相关病史写在答题纸上。
【时间】时间 11 分钟，分数 15 分。

30 号题标准答案

一、问诊内容	15 分
（一）现病史	
1. 根据主诉及相关鉴别询问	
（1）发病诱因：有无饮酒、饮食不当（进食刺激性食物）、服用药物、剧烈呕吐、精神因素、劳累、季节因素。	1 分

【续表】

（2）腹痛：具体部位、性质、程度、规律、发作频度及持续时间，有无放射，加重或缓解因素。	1.5分
（3）呕血：颜色、次数和量，是否混有食物。	1.5分
（4）伴随症状：有无便血、黑便、反酸、烧心、腹胀，有无其他部位出血（2分），有无头晕、黑矇、心悸、意识障碍（1分）。	3分
2. 诊疗经过	
（1）是否曾到医院就诊，做过哪些检查：血常规、上消化道X线钡餐造影或胃镜、腹部B超。	1分
（2）治疗情况：是否用过抑酸剂、胃黏膜保护剂治疗，疗效如何。	1分
3. 一般情况 发病以来饮食、睡眠、小便及体重变化情况。	1分
（二）其他相关病史	
1. 有无药物过敏史。	0.5分
2. 与该病有关的其他病史：有无胃炎、消化性溃疡、慢性肝病病史。有无手术、输血史。有无饮酒嗜好。有无肿瘤家族史。	2.5分
二、问诊技巧	
1. 条理性强，能抓住重点。	1分
2. 能围绕病情询问。	1分

31号题

【简要病史】男性，73岁。腹胀2年，呕血3小时急诊就诊，体检发现HBsAg（＋）20年。
【要求】请围绕以上简要病史，将应询问的现病史及相关病史写在答题纸上。
【时间】时间11分钟，分数15分。

31号题标准答案

一、问诊内容	15分
（一）现病史	
1. 根据主诉及相关鉴别询问	
（1）发病诱因：有无饮酒、进食粗糙或刺激性食物、服用药物、劳累、剧烈呕吐、用力排便。	1分
（2）腹胀：具体部位、程度，发作的时间，与进食、排便的关系。	1.5分
（3）呕血：次数、量、颜色，是否混有食物。	2分

（4）伴随症状：有无反酸、腹痛、便血，有无皮肤黄染（1.5分），有无发热、心悸、头晕、黑朦、意识障碍及双下肢水肿（1分）。	2.5分
2．诊疗经过	
（1）是否曾到医院就诊，做过哪些检查：血常规、粪常规及隐血、肝肾功能、其他肝炎病毒标志物、腹部B超、胃镜检查。	1分
（2）治疗情况：是否禁食、输液、应用止血药物、输血，疗效如何。	1分
3．一般情况 发病以来饮食、睡眠、小便及近期体重变化情况。	1分
（二）其他相关病史	
1．有无药物过敏史。	0.5分
2．HBsAg（+）诊治情况。	0.5分
3．与该病有关的其他病史：有无消化性溃疡、肝硬化、肿瘤病史，有无手术、输血史。有无地方病和流行病区居住史	2分
二、问诊技巧	
1．条理性强，能抓住重点。	1分
2．能围绕病情询问。	1分

32号题

【简要病史】男性，49岁。乏力、腹胀3年，伴呕血、黑便2小时急诊入院。既往大量饮酒15年。
【要求】请围绕以上简要病史，将应询问的现病史及相关病史写在答题纸上。
【时间】时间11分钟，分数15分。

32号题标准答案

一、问诊内容	15分
（一）现病史	
1．根据主诉及相关鉴别询问	
（1）发病诱因：发病与饮酒、饮食（需询问是否进食粗糙食物）、服药、劳累的关系。	1分
（2）乏力：程度。	1分
（3）腹胀：起病急缓，部位，程度。	1分
（4）呕血：次数，呕血量，具体颜色（需询问为鲜红色、暗红色，还是咖啡样），是否混有食物。	2分

【续表】

（5）黑便：次数，量，具体性状。	1分
（6）伴随症状：有无腹痛、头晕、心悸、意识障碍	1分
2. 诊疗经过	
（1）是否曾到医院就诊，做过哪些检查：如粪常规＋隐血、血常规、肝肾功能、腹部B超检查。	1分
（2）治疗情况：是否禁食、输液、应用止血药物、输血，疗效如何。	1分
3. 一般情况　发病以来饮食、睡眠、小便及近期体重变化情况。	1分
（二）其他相关病史	
1. 有无药物过敏史。	0.5分
2. 与该病有关的其他病史：有无消化性溃疡、慢性肝病、肿瘤病史，有无手术、输血史及疫区居住史。	2.5分
二、问诊技巧	
1. 条理性强，能抓住重点。	1分
2. 能围绕病情询问。	1分

33号题

【简要病史】男性，39岁。上腹痛半年，黑便3天急诊就诊。
【要求】请围绕以上简要病史，将应询问的现病史及相关病史写在答题纸上。
【时间】时间11分钟，分数15分。

33号题标准答案

一、问诊内容	15分
（一）现病史	
1. 根据主诉及相关鉴别询问	
（1）发病诱因：有无饮食不当（进食刺激性食物）、饮酒、劳累、精神因素、季节因素及服用药物。	1分
（2）腹痛：具体部位、性质、程度、规律、持续时间，有无放射，加重或缓解因素。	2.5分
（3）黑便：次数、性状及量。	2分
（4）伴随症状：有无反酸、呕吐、呕血、腹胀，有无头晕、心悸、意识障碍。	1.5分
2. 诊疗经过	

【续表】

（1）是否曾到医院就诊，做过哪些检查。	1分
（2）治疗情况。	1分
3．一般情况 发病以来饮食、睡眠、小便及体重变化情况。	1分
（二）其他相关病史	
1．有无药物过敏史。	0.5分
2．与该病有关的其他病史：有无类似发作史，有无胃炎、消化性溃疡、慢性肝病病史。有无肿瘤家族史。	2.5分
二、问诊技巧	
1．条理性强，能抓住重点。	1分
2．能围绕病情询问。	1分

34 号题

【简要病史】男性，27 岁。反复发作脓血便 3 年，再发 2 天门诊就诊。
【要求】请围绕以上简要病史，将应询问的现病史及相关病史写在答题纸上。
【时间】时间 11 分钟，分数 15 分。

34 号题标准答案

一、问诊内容	15分
（一）现病史	
1．根据主诉及相关鉴别询问	
（1）发病诱因：有无饮酒、饮食不当（不洁饮食、进食刺激性食物）、服用药物、季节及精神因素。	1分
（2）脓血便：发作时每日大便次数、量、颜色，有无特殊气味，脓血是否与粪便相混，有无肛门疼痛及肛周肿物，有无里急后重，发作频度及持续时间，加重或缓解因素。	3分
（3）伴随症状：有无恶心、呕吐，有无腹痛（1.5分），有无发热、盗汗、乏力、心悸（1分），有无关节痛、皮疹及眼部症状（0.5分）。	3分
2．诊疗经过	
（1）是否曾到医院就诊，做过哪些检查：血常规、粪常规及隐血、粪病原学检查，肠镜或钡灌肠检查。	1分
（2）治疗情况：是否用过抗菌药物治疗，疗效如何。	1分
3．一般情况 发病以来饮食、睡眠、小便及体重变化情况。	1分

【续表】

（二）其他相关病史	
1. 有无药物过敏史。	0.5分
2. 与该病有关的其他病史：有无细菌性痢疾、痔、炎症性肠病病史。有无与传染病患者接触史，有无疫区居住史。有无肿瘤家族史。	2.5分
二、问诊技巧	
1. 条理性强，能抓住重点。	1分
2. 能围绕病情询问。	1分

35 号题

【简要病史】男性，52岁。呕血、黑便2小时急诊就诊。 【要求】请围绕以上简要病史，将应询问的现病史及相关病史写在答题纸上。 【时间】时间11分钟，分数15分。

35 号题标准答案

一、问诊内容	15分
（一）现病史	
1. 根据主诉及相关鉴别询问	
（1）发病诱因：有无劳累、进食粗糙或刺激性食物、饮酒、剧烈呕吐、服用药物。	1分
（2）呕血：次数、颜色及量，是否混有食物。	2分
（3）黑便：性状、次数、量。	2分
（4）伴随症状：有无腹痛、腹胀，有无头晕、心悸、意识障碍。	2分
2. 诊疗经过	
（1）是否曾到医院就诊，做过哪些检查。	1分
（2）治疗情况。	1分
3. 一般情况 发病以来饮食、睡眠、小便及体重变化情况。	1分
（二）其他相关病史	
1. 有无药物过敏史。	0.5分
2. 与该病有关的其他病史：有无消化性溃疡、慢性肝病、肿瘤病史，有无手术、输血史及疫区居住史。	2.5分
二、问诊技巧	

【续表】

1. 条理性强，能抓住重点。	1 分
2. 能围绕病情询问。	1 分

36 号题

【简要病史】男性，39 岁。鲜血便 2 周门诊就诊。
【要求】请围绕以上简要病史，将应询问的现病史及相关病史写在答题纸上。
【时间】时间 11 分钟，分数 15 分。

36 号题标准答案

一、问诊内容	15 分
（一）现病史	
1. 根据主诉及相关鉴别询问	
（1）发病诱因：有无劳累、饮食不当（不洁饮食、进食刺激性食物）、服用药物。	1 分
（2）便血：量，间歇性或持续性，有无黏液、脓液，血与粪便是否相混。	3 分
（3）伴随症状：有无恶心、呕吐、呕血、腹痛、腹泻或便秘，有无肛门疼痛、里急后重（2.5 分），有无发热、头晕、心悸（0.5 分）。	3 分
2. 诊疗经过	
（1）是否曾到医院就诊，做过哪些检查。	1 分
（2）治疗情况。	1 分
3. 一般情况　发病以来饮食、睡眠、小便及体重变化情况。	1 分
（二）其他相关病史	
1. 有无药物过敏史。	0.5 分
2. 与该病有关的其他病史：有无细菌性痢疾、痔、肛裂、炎症性肠病病史。有无疫区居住史。有无肿瘤家族史。	2.5 分
二、问诊技巧	
1. 条理性强，能抓住重点。	1 分
2. 能围绕病情询问。	1 分

37 号题

【简要病史】男性，53 岁。反复发作上腹痛 3 年，黑便 2 天门诊就诊。
【要求】请围绕以上简要病史，将应询问的现病史及相关病史写在答题纸上。
【时间】时间 11 分钟，分数 15 分。

37 号题标准答案

一、问诊内容	15 分
（一）现病史	
1. 根据主诉及相关鉴别询问	
（1）发病诱因：有无饮酒、饮食不当（进食刺激性食物）、精神因素、季节因素及服用药物。	1 分
（2）腹痛：具体部位、性质、程度，有无规律性，有无放射，加重或缓解因素，发作频度及持续时间。	2.5 分
（3）黑便：次数、性状和量。	1.5 分
（4）伴随症状：有无恶心、呕吐、呕血、反酸、烧心、腹胀，有无头晕、心悸、意识障碍	2 分
2. 诊疗经过	
（1）是否曾到医院就诊，做过哪些检查。	1 分
（2）治疗情况。	1 分
3. 一般情况 发病以来饮食、睡眠、小便及体重变化情况。	1 分
（二）其他相关病史	
1. 有无药物过敏史。	0.5 分
2. 与该病有关的其他病史：有无胃炎、消化性溃疡，慢性肝病、肿瘤病史。有无手术史。有无肿瘤家族史。	2.5 分
二、问诊技巧	
1. 条理性强，能抓住重点。	1 分
2. 能围绕病情询问。	1 分

第7节　腹　痛

一、基础知识

（一）现病史
1. 根据主诉及相关鉴别询问

（1）起病诱因、病因：有无劳累、不洁饮食及生活条件与居住状况，有无服用药物（非甾体类药物）。

（2）症状的特点：疼痛的部位、性质和程度、发作的时间（餐前、餐后，有无周期性、节律性）、病程（慢性、急性）、发作急缓程度、范围、有无放射痛、持续时间、加重或缓解因素（体力活动、精神紧张），与呼吸、排便、体位的关系。

（3）伴随症状：是否伴发热、寒战，是否伴皮肤巩膜黄染，有无头晕、晕厥，是否伴呕吐、反酸、腹泻，是否有血尿。

2. 诊疗经过：是否到过医院，做过什么检查（如血沉、尿常规、粪常规及隐血、粪便培养、PPD 试验、胸部 X 线、腹部 B 超、肠镜）和治疗，治疗经过及药疗评价，口服硝酸甘油能否缓解。

3. 一般情况：患病以来饮食、睡眠、大小便及体重变化。

（二）其他相关病史
1. 有无药物过敏史。

2. 与该病有关的其他病史：既往有无消化系统疾病病史，有无结核病史或结核病患者接触史，有无胃肠道手术史（肠粘连致肠梗阻），有无痔疮、肛裂病史，伴腹泻患者需问有无细菌性痢疾、阿米巴痢疾等病史。月经、婚育史（女性）。

二、真题重现

38 号题

【简要病史】男，82 岁。转移性右下腹痛 5 小时来诊。 【要求】请围绕以上简要病史，根据主诉展开询问患者病史及相关病史。 【时间】时间 11 分钟，分数 15 分

38 号题标准答案

一、问诊内容	15分
（一）现病史	
1. 根据主诉及相关鉴别询问	

【续表】

（1）起病诱因、病因：有无劳累、不洁饮食及生活条件与居住状况，有无服用药物（非甾体类药物）。	1分
（2）症状的特点：疼痛的部位、性质和程度、发作的时间（餐前、餐后，有无周期性、节律性）、病程（慢性、急性）、发作急缓程度、范围、有无放射痛、持续时间、加重或缓解因素（体力活动、精神紧张），与呼吸、排便、体位的关系。	3分
（3）伴随症状：是否伴发热、寒战，是否伴皮肤巩膜黄染，有无头晕、晕厥，是否伴呕吐、反酸、腹泻，是否有血尿。	3分
2.诊疗经过：是否到过医院,做过什么检查(如血沉、尿常规、粪常规及隐血、粪便培养、PPD 试验、胸部 X 线、腹部 B 超、肠镜）和治疗，治疗经过及药疗评价，口服硝酸甘油能否缓解。	2分
3.一般情况：患病以来饮食、睡眠、大小便及体重变化。	1分
（二）其他相关病史	
1.有无药物过敏史。	0.5分
2.与该病有关的其他病史：既往有无消化系统疾病病史，有无结核病史或结核病患者接触史，有无胃肠道手术史（肠粘连致肠梗阻），有无痔疮、肛裂病史，伴腹泻患者需问有无细菌性痢疾、阿米巴痢疾等病史。月经、婚育史（女性）。	2.5分
二、问诊技巧	
1.条理性强，能抓住重点。	1分
2.能够围绕病情询问。	1分

39 号题

【简要病史】男性，45 岁。腹痛 5 天，停止排气、排便 3 天急诊就诊。 【要求】请围绕以上简要病史，将应询问的现病史及相关病史写在答题纸上。 【时间】时间 11 分钟，分数 15 分。

39 号题标准答案

一、问诊内容	15分
（一）现病史	
1.根据主诉及相关鉴别询问	
（1）发病诱因：有无进食柿子或黑枣，有无饮酒、剧烈运动。	2分
（2）腹痛：件盾与程度，有无规律性，有无放射，加重或缓解因素。腹痛与停止排气、排便的关系。	2分

【续表】

（3）大便情况：何时开始停止排气排便，是完全性还是不全性。	1分
（4）伴随症状：有无发热、恶心、呕吐、腹胀，有无头晕、心悸、口渴	2分
2．诊疗经过	
发病以来饮食、睡眠及体重变化情况。	1分
（二）其他相关病史	
1．有无药物过敏史。	0.5分
2．与该病有关的其他病史：有无腹部手术史，有无寄生虫、腹外疝、肠扭转、炎症性肠病、血栓、栓塞、肿瘤病史，有无肿瘤疾病家族史。	2.5分
二、问诊技巧	
1．条理性强，能抓住重点。	1分
2．能围绕病情询问。	1分

40 号题

【简要病史】女性，57 岁。持续性上腹痛伴呕吐 3 小时急诊就诊。既往有血脂异常史。
【要求】请围绕以上简要病史，将应询问的现病史及相关病史写在答题纸上。
【时间】时间 11 分钟，分数 15 分。

40 号题标准答案

一、问诊内容	15分
（一）现病史	
1．根据主诉及相关鉴别询问	
（1）发病诱因：有无饮食不当（进食油腻或刺激性食物、饱餐）、饮酒、服用药物、劳累及精神因素。	1分
（2）腹痛：具体部位、性质、程度，腹痛的时间与进食、活动、体位的关系，有无放射及转移，加重或缓解素。	2.5分
（3）呕吐：次数，呕吐物的性状、气味及量。	1分
（4）伴随症状：有无发热、寒战，有无腹胀、腹泻，是否停止排气及排便，有无皮肤黄染（1.5分）。有无胸痛、胸闷、心悸、头晕，有无排尿异常（1分）。	2.5分
2．诊疗经过	
（1）是否曾到医院就诊，做过哪些检查。	1分

【续表】

（2）治疗情况。	1分
（二）其他相关病史	
1. 有无药物过敏史。	0.5分
2. 血脂异常诊治情况。	0.5分
3. 与该病有关的其他病史：有无类似发作史，有无心血管疾病、肝胆胰疾病、消化性溃疡病史。有无手术史。	2分
二、问诊技巧	
1. 条理性强，能抓住重点。	1分
2. 能围绕病情询问。	1分

41号题

【简要病史】男性，25岁。持续性腹痛4小时，手抚右下腹急诊就诊。
【要求】请围绕以上简要病史，将应询问的现病史及相关病史写在答题纸上。
【时间】时间11分钟，分数15分。

41号题标准答案

一、问诊内容	15分
（一）现病史	
1. 根据主诉及相关鉴别询问	
（1）发病诱因：有无饮食不当（不洁饮食、进食刺激性食物）、剧烈运动、服用药物、饮酒。	1分
（2）腹痛：具体部位、性质、程度，有无放射及转移，与体位的关系，加重或缓解因素。	4分
（3）伴随症状：有无发热，有元呕吐、腹泻、腹胀。	2分
2. 诊疗经过	
（1）是否曾到医院就诊，做过哪些检查。	1分
（2）治疗情况。	1分
3. 一般情况 饮食、睡眠、小便及体重变化情况。	1分
（二）其他相关病史	
1. 有无药物过敏史。	0.5分

【续表】

2. 与该病有关的其他病史：有无类似发作史，有无泌尿系结石或胃肠道疾病病史，有无腹部外伤或手术史。	2.5 分
二、问诊技巧	
1. 条理性强，能抓住重点。	1 分
2. 能围绕病情询问。	1 分

42 号题

【简要病史】女性，38 岁。右上腹痛并向右肩背部放射 2 天门诊就诊。
【要求】请围绕以上简要病史，将应询问的现病史及相关病史写在答题纸上。
【时间】时间 11 分钟，分数 15 分。

42 号题标准答案

一、问诊内容	15 分
（一）现病史	
1. 根据主诉及相关鉴别询问	
（1）发病诱因：有无劳累、进食油腻食物、饮酒。	1 分
（2）腹痛：性质、程度，加重或缓解因素。疼痛部位有无变化。	3 分
（3）伴随症状：有无腹胀、恶心、呕吐，有无发热、寒战、胸闷、皮肤及巩膜黄染。	3 分
2. 诊疗经过	
（1）是否曾到医院就诊，做过哪些检查。	1 分
（2）治疗情况。	1 分
3. 一般情况 发病以来饮食、睡眠、大小便及体重变化情况。	1 分
（二）其他相关病史	
1. 有无药物过敏史。	0.5 分
2. 与该病有关的其他病史：有无消化性溃疡、胆道系统疾病、肝病、心血管疾病病史。有无妇科疾病病史。月经与婚育史。	2.5 分
二、问诊技巧	
1. 条理性强，能抓住重点。	1 分
2. 能围绕病情询问。	1 分

43 号题

【简要病史】女性，32 岁。停经 35 天，持续性下腹痛 2 小时急诊就诊。 【要求】请围绕以上简要病史，将应询问的现病史及相关病史写在答题纸上。 【时间】时间 11 分钟，分数 15 分。	

43 号题标准答案

一、问诊内容	15 分
（一）现病史	
1. 根据主诉及相关鉴别询问	
（1）发病诱因：有无劳累、剧烈运动、外伤、体位突然改变。	1 分
（2）腹痛：具体部位、性质、程度，有无放射及转移，加重或缓解因素。	2 分
（3）停经：既往月经情况，停经后右无阴道流血（流血量、性状、时间）。	2 分
（4）伴随症状：有无晕厥、肛门坠胀感，有无发热、恶心、呕吐、腹泻。	2 分
2. 诊疗经过	
（1）是否曾到医院就诊，做过哪些检查：B 超。	1 分
（2）治疗情况。	1 分
3. 一般情况 发病以来饮食、小便情况，近期体重变化情况。	1 分
（二）其他相关病史	
1. 有无药物过敏史。	0.5 分
2. 与该病有关的其他病史：有无盆腔包块史，有无胃肠道疾病及肝病病史。	2.5 分
二、问诊技巧	
1. 条理性强，能抓住重点。	1 分
2. 能围绕病情询问。	1 分

44 号题

【简要病史】女性，47 岁。持续性腹痛伴呕吐 5 小时急诊就诊。 【要求】请围绕以上简要病史，将应询问的现病史及相关病史写在答题纸上。 【时间】时间 11 分钟，分数 15 分。	

44 号题标准答案

一、问诊内容	15分
（一）现病史	
1. 根据主诉及相关鉴别询问	
（1）发病诱因：有无饮食不当（不洁饮食、进食刺激性食物）、体位突然变动、饮酒、服用药物。	1分
（2）腹痛：具体部位、性质、程度，有无放射及转移，加重或缓解因素。	2分
（3）停经：既往月经情况，停经后有无阴道流血（流血量、性状、时间）。	2分
（4）伴随症状：有无晕厥、肛门坠胀感，有无发热、恶心、呕吐、腹泻。	2分
2. 诊疗经过	
（1）是否曾到医院就诊，做过哪些检查。	1分
（2）治疗情况。	1分
3. 一般情况　近期饮食、睡眠及体重变化情况。	1分
（二）其他相关病史	
1. 有无药物过敏史。	0.5分
2. 与该病有关的其他病史：有无食管疾病、胃炎、消化性溃疡、胰胆疾病、阑尾炎病史，有无手术史，月经史。	2.5分
二、问诊技巧	
1. 条理性强，能抓住重点。	1分
2. 能围绕病情询问。	1分

45 号题

【简要病史】女性，27岁。右下腹痛伴呕吐6小时，急诊就诊。
【要求】请围绕以上简要病史，将应询问的现病史及相关病史写在答题纸上。
【时间】时间11分钟，分数15分。

45 号题标准答案

一、问诊内容	15分
（一）现病史	
1. 根据主诉及相关鉴别询问	
（1）发病诱因：有无饮食不当（不洁饮食、进食刺激性食物）、剧烈运动，有无服用药物。	1分

【续表】

（2）腹痛：性质，程度，有无放射及转移，与体位的关系，加重或缓解因素。	2分
（3）呕吐：性质，程度，与进食的关系，呕吐物的性状和量。	2分
（4）伴随症状：有无发热、寒战、恶心、腹泻、脓血便，有无腰痛、尿频、尿痛、血尿。	2分
2．诊疗经过	
（1）是否曾到医院就诊，做过哪些检查。	1分
（2）治疗情况。	1分
3．一般情况　近期饮食、睡眠及体重变化情况。	1分
（二）其他相关病史	
1．有无药物过敏史。	0.5分
2．与该病有关的其他病史：有无食管疾病、胃炎、消化性溃疡、胰胆疾病、阑尾炎病史，有无手术史，月经史。	2.5分
二、问诊技巧	
1．条理性强，能抓住重点。	1分
2．能围绕病情询问。	1分

46号题

【简要病史】男性，20岁。上腹痛伴呕吐、腹泻3天急诊就诊。
【要求】请围绕以上简要病史，将应询问的现病史及相关病史写在答题纸上。
【时间】时间11分钟，分数15分。

46号题标准答案

一、问诊内容	15分
（一）现病史	
1．根据主诉及相关鉴别询问	
（1）发病诱因：有无受凉、饮酒、进食刺激性或不洁饮食、暴饮暴食、服用药物。	1分
（2）腹痛：具体部位、性质、程度、规律、持续时间.有无放射及转移,加重或缓解因素。	2分
（3）呕吐：次数，呕吐物性状及量。	1.5分
（4）腹泻：次数、性状和量，有无黏液、脓血。	1.5分
（5）伴随症状：有无腹胀、里急后重，有无发热、头晕、心悸。	1分

【续表】

2.　诊疗经过	
（1）是否曾到医院就诊，做过哪些检查。	1分
（2）治疗情况。	1分
3.　一般情况　发病以来饮食、睡眠、小便及体重变化情况。	1分
（二）其他相关病史	
1.　有无药物过敏史。	0.5分
2.　与该病有关的其他病史：有无胃肠道及肝胆胰疾病病史。共餐者中有无类似发病史。	2.5分
二、问诊技巧	
1.　条理性强，能抓住重点。	1分
2.　能围绕病情询问。	1分

47 号题

【简要病史】男性，29 岁。发作性上腹痛半个月，呕吐 2 天门诊就诊。
【要求】请围绕以上简要病史，将应询问的现病史及相关病史写在答题纸上。
【时间】时间 11 分钟，分数 15 分。

47 号题标准答案

一、问诊内容	15分
（一）现病史	
1.　根据主诉及相关鉴别询问	
（1）发病诱因：有无饮酒、饮食不当（不洁饮食、刺激性食物）、受凉、服用药物、精神因素。	1分
（2）腹痛：具体部位、性质、程度、规律，发作频度及持续时间，有无放射及转移，加重或缓解因素。	2分
（3）呕吐：次数、量，呕吐物的性质（颜色、有无宿食），进食与呕吐的关系。	2分
（4）伴随症状：有无恶心、反酸、腹泻、便血、腹胀，有无停止排气、排便（1.5分）。有无发热、头痛、头晕、心悸（0.5分）。	2分
（5）伴随症状：有无腹胀、里急后重，有无发热、头晕、心悸。	1分
2.　诊疗经过	
（1）是否曾到医院就诊，做过哪些检查。	1分

【续表】

（2）治疗情况。	1分
3．一般情况　发病以来饮食、睡眠、大小便及体重变化情况。	1分
（二）其他相关病史	
1．有无药物过敏史。	0.5分
2．与该病有关的其他病史：有无类似发作史，有无胃炎、消化性溃疡、肝胆及胰腺疾病病史。有无手术史。	2.5分
二、问诊技巧	
1．条理性强，能抓住重点。	1分
2．能围绕病情询问。	1分

48号题

【简要病史】男性，57岁。右上腹疼痛3天，加重伴呕吐、发热1天急诊就诊。
【要求】请围绕以上简要病史，将应询问的现病史及相关病史写在答题纸上。
【时间】时间11分钟，分数15分。

48号题标准答案

一、问诊内容	15分
（一）现病史	
1．根据主诉及相关鉴别询问	
（1）发病诱因：有无饮食不当（不洁饮食或进食油腻食物）、饮酒、劳累、服用药物。	1分
（2）腹痛：性质、程度，有无放射，加重或缓解因素。	2分
（3）呕吐：次数，与进食的关系，呕吐物的性状及量。	1.5分
（4）发热：程度，热型，有无寒战。	1分
（5）伴随症状：有无腹泻或粪便颜色改变，有无皮肤、巩膜黄染，有无胸闷、心悸、头晕、出汗，有无尿色、尿量改变。	1.5分
2．诊疗经过	
（1）是否曾到医院就诊，做过哪些检查。	1分
（2）治疗情况。	1分
3．一般情况　近期饮食、睡眠及体重变化情况。	1分
（二）其他相关病史	

【续表】

1. 有无药物过敏史。	0.5 分
2. 与该病有关的其他病史：有无类似发作史。有无胆囊结石、慢性肝病、胰腺疾病、心脏病病史。	1 分
二、问诊技巧	
1. 条理性强，能抓住重点。	1 分
2. 能围绕病情询问。	1 分

第 8 节　腹泻与便秘

一、腹　泻

一、基础知识

（一）现病史

1. 根据主诉及相关鉴别询问

（1）起病诱因、病因：有无不洁饮食、旅行、聚餐、药物、精神紧张。

（2）症状的特点：腹泻起病的急缓、病程，腹泻的性质（持续性、间歇性、复发性），腹泻次数及粪便的量、性质，腹泻与腹痛的关系（便后疼痛是否可缓解），其他加重或缓解因素。

（3）伴随症状：是否伴有发热、里急后重、消瘦、皮疹或皮下出血、腹部包块、关节痛或关节肿胀者。

2. 诊疗经过：是否到过医院，做过什么检查（如粪便常规及隐血、血常规、肠镜或钡剂灌肠检查）和治疗，治疗经过及药效评价。

3. 一般情况：患病以来饮食、睡眠、小便及体重变化。

（二）其他相关病史

1. 有无药物过敏史。

2. 与该病有关的其他病史：有无慢性细菌性痢疾、阑尾炎、炎症性肠病、肠寄生虫病、肿瘤及精神病史。有无胃肠手术史。有无地方病和流行病区居住史，有无烟酒嗜好。有无遗传病史及肿瘤家族史。

二、真题重现

49 号题

【简要病史】男，42 岁。腹泻 3 天来诊。
【要求】请围绕以上简要病史，根据主诉展开询问患者病史及相关病史。
【时间】时间 11 分钟，分数 15 分

49 号题标准答案

一、问诊内容	15 分
（一）现病史	
1. 根据主诉及相关鉴别询问	
（1）起病诱因、病因：有无不洁饮食、旅行、聚餐、药物、精神紧张。	1 分
（2）症状的特点：腹泻起病的急缓、病程，腹泻的性质（持续性、间歇性、复发性），腹泻次数及粪便的量、性质，腹泻与腹痛的关系（便后疼痛是否可缓解），其他加重或缓解因素。	3 分
（3）伴随症状：是否伴有发热、里急后重、消瘦、皮疹或皮下出血、腹部包块、关节痛或关节肿胀者。	3 分
2. 诊疗经过：是否到过医院，做过什么检查（如粪便常规及隐血、血常规、肠镜或钡剂灌肠检查）和治疗，治疗经过及药效评价。	2 分
3. 一般情况：患病以来饮食、睡眠、小便及体重变化。	1 分
（二）其他相关病史	
1. 有无药物过敏史。	0.5 分
2. 与该病有关的其他病史：有无慢性细菌性痢疾、阑尾炎、炎症性肠病、肠寄生虫病、肿瘤及精神病史。有无胃肠手术史。有无地方病和流行病区居住史，有无烟酒嗜好。有无遗传病史及肿瘤家族史。	2.5 分
二、问诊技巧	
1. 条理性强，能抓住重点。	1 分
2. 能够围绕病情询问。	1 分

50 号题

【简要病史】女性，58 岁。间断腹泻、黏液血便 3 年门诊就诊。
【要求】请围绕以上简要病史，将应询问的现病史及相关病史写在答题纸上。
【时间】时间 11 分钟，分数 15 分。

50 号题标准答案

一、问诊内容	15分
（一）现病史	
1. 根据主诉及相关鉴别询问	
（1）发病诱因：有无饮酒、饮食不当（不洁饮食、进食刺激性食物）、服用药物、季节及精神因素。	1分
（2）腹泻：发作时每日腹泻及黏液血便次数、量、性状，有无里急后重，发作频度及持续时间。	3分
（3）伴随症状：有无恶心、呕吐、腹痛及其具体情况（1.5分），有无发热、盗汗、乏力、心悸、关节痛、皮疹及眼部症状（1.5分）。	3分
2. 诊疗经过	
（1）是否曾到医院就诊，做过哪些检查：血常规、粪常规及隐血、粪便培养，内镜检查及钡剂灌肠检查。	1分
（2）治疗情况：是否用过抗菌药物等治疗，疗效如何。	1分
3. 一般情况　发病以来饮食、睡眠、小便及体重变化情况。	1分
（二）其他相关病史	
1. 有无药物过敏史。	0.5分
2. 与该病有关的其他病史：有无感染性肠炎、痔、炎症性肠病、结核病、心脑血管疾病、肿瘤病史。有无地方病和流行病邋居住史。有无肿瘤家族史。	2.5分
二、问诊技巧	
1. 条理性强，能抓住重点。	1分
2. 能围绕病情询问。	1分

51 号题

【简要病史】女性，63岁。间断腹泻伴左下腹隐痛2个月门诊就诊。
【要求】请围绕以上简要病史，将应询问的现病史及相关病史写在答题纸上。
【时间】时间11分钟，分数15分。

52 号题标准答案

一、问诊内容	15分
（一）现病史	
1. 根据主诉及相关鉴别询问	

【续表】

（1）发病诱因：有无饮食不当（不洁饮食、进食刺激性食物）、劳累及精神因素，有无服用药物。	1分
（2）腹泻：发作频率，粪便量及性状，有无便血及脓血便，有无里急后重。	2分
（3）腹痛：发作频率，与排便的关系，有无放射，加重或缓解因素。	2分
（4）伴随症状：有无发热、腹胀、头晕、乏力，有无恶心、呕吐。	2分
2. 诊疗经过	
（1）是否曾到医院就诊，做过哪些检查。	1分
（2）治疗情况。	1分
3. 一般情况 发病以来饮食、睡眠、小便及体重变化情况。	1分
（二）其他相关病史	
1. 有无药物过敏史。	0.5分
2. 与该病有关的其他病史：有无结核病、炎症性肠病、细菌性及阿米巴痢疾、肠道肿瘤病史。有无妇科疾病病史。婚育史。有无肿瘤家族史。	2.5分
二、问诊技巧	
1. 条理性强，能抓住重点。	1分
2. 能围绕病情询问。	1分

53 号题

【简要病史】男性，56岁。间断腹泻、便血3年，加重1周门诊就诊。既往有"高血压"病史20年。
【要求】请围绕以上简要病史，将应询问的现病史及相关病史写在答题纸上。
【时间】时间11分钟，分数15分。

53 号题标准答案

一、问诊内容	15分
（一）现病史	
1. 根据主诉及相关鉴别询问	
（1）发病诱因：有无受凉、劳累，饮食不当（不洁饮食、进食刺激性食物）、服用药物。	1分
（2）腹泻：发作时每日大便次数、量，发作频度及持续时间，粪便中有无脓液，有无里急后重。	2分
（3）便血：颜色、性状、次数和量，血是否与大便相混。	2分

（4）伴随症状：有无腹痛、恶心、呕吐，有无发热、盗汗、乏力、心悸。	2分
2. 诊疗经过	
（1）是否曾到医院就诊，做过哪些检查。	1分
（2）治疗情况。	1分
3. 一般情况 发病以来饮食、睡眠及体重变化情况。	1分
（二）其他相关病史	
1. 有无药物过敏史。	0.5分
2. 与该病有关的其他病史：有无结核病、炎症性肠病、细菌性及阿米巴痢疾、肠道肿瘤病史。有无妇科疾病病史。婚育史。有无肿瘤家族史。	2.5分
二、问诊技巧	
1. 条理性强，能抓住重点。	1分
2. 能围绕病情询问。	1分

54 号题

【简要病史】男性,64 岁。间断腹泻、便血 5 年,加重 2 周门诊就诊。既往有"高血压"病史 20 年。
【要求】请围绕以上简要病史，将应询问的现病史及相关病史写在答题纸上。
【时间】时间 11 分钟，分数 15 分。

54 号题标准答案

一、问诊内容	15分
（一）现病史	
1. 根据主诉及相关鉴别询问	
（1）发病诱因：有无受凉、劳累，饮食不当（不洁饮食、进食刺激性食物）、服用药物。	1分
（2）腹泻：发作时每日大便次数、量，发作频度及持续时间，粪便中有无脓液，有无里急后重。	2分
（3）便血：颜色、性状、次数和量，血是否与大便相混。	2分
（4）伴随症状：有无腹痛、恶心、呕吐，有无发热、盗汗、乏力、心悸。	2分
2. 诊疗经过	
（1）是否曾到医院就诊，做过哪些检查。	1分
（2）治疗情况。	1分

【续表】

3．一般情况　发病以来饮食、睡眠及体重变化情况。	1分
（二）其他相关病史	
1．有无药物过敏史。	0.5分
2．与该病有关的其他病史：有无结核病、炎症性肠病、细菌性及阿米巴痢疾、肠道肿瘤病史。有无妇科疾病病史。婚育史。有无肿瘤家族史。	2.5分
二、问诊技巧	
1．条理性强，能抓住重点。	1分
2．能围绕病情询问。	1分

55号题

【简要病史】女性，53岁。间断左下腹痛、腹泻伴消瘦1个月门诊就诊。
【要求】请围绕以上简要病史，将应询问的现病史及相关病史写在答题纸上。
【时间】时间11分钟，分数15分。

55号题标准答案

一、问诊内容	15分
（一）现病史	
1．根据主诉及相关鉴别询问	
（1）发病诱因：有竞饮食不当（不洁饮食、进食刺激性食物）、劳累及精神因素，近期服药情况。	1分
（2）腹痛：部位、性质、程度，与排便的关系，有无放射痛及放射部位，加重或缓解因素。	1.5分
（3）腹泻：每日排便次数、粪便量及性状（需询问有无形状改变、便血及脓液），有无里急后重。	2分
（4）消瘦：体重下降的程度。	1分
（5）伴随症状：有无发热、盗汗、头晕、乏力，有无腹胀、恶心、呕吐。	1.5分
2．诊疗经过	
（1）是否曾到医院就诊，做过哪些检查：血常规、粪常规及隐血、肿瘤标志物，结肠镜或结肠钡剂造影。	1分
（2）治疗情况：是否用过抗菌药物治疗，疗效如何。	1分
3．一般情况　发病以来饮食、睡眠及小便情况。	1分

【续表】

（二）其他相关病史	
1．有无药物过敏史。	0.5分
2．与该病有关的其他病史：有无结核病、炎症性肠病、细菌性或阿米巴痢疾、肠道肿瘤病史。有无妇科疾病病史。有无疫区居住史。有无手术、外伤史。有无肿瘤家族史。	2.5分
二、问诊技巧	
1．条理性强，能抓住重点。	1分
2．能围绕病情询问。	1分

56 号题

【简要病史】男婴，8个月。发热5天，腹泻3天门诊就诊。
【要求】请围绕以上简要病史，将应询问的现病史及相关病史写在答题纸上。
【时间】时间11分钟，分数15分。

56 号题标准答案

一、问诊内容	15分
（一）现病史	
1．根据主诉及相关鉴别询问	
（1）发病诱因：发病季节，有无饮食不当（不洁饮食、换奶或辅食添加不当）。	1分
（2）发热：程度、热型，有无寒战。	2分
（3）腹泻：每日排便次数、粪便量及性状（需询问有无形状改变、便血及脓液），有无里急后重。	2分
（4）伴随症状：有无呕吐、尿少、哭时泪少。有无咳嗽、流涕，有无惊厥。	2分
2．诊疗经过	
（1）是否曾到医院就诊，做过哪些检查：血常规、粪常规及隐血、肿瘤标志物，结肠镜或结肠钡剂造影。	1分
（2）治疗情况：是否用过抗菌药物治疗，疗效如何。	1分
3．一般情况 发病以来饮食、睡眠及小便情况。	1分
（二）其他相关病史	
1．出生史，喂养史，生长发育情况。	1分

【续表】

2. 有无药物过敏史。预防接种史。	1分
3. 与该病有关的其他病史：有无类似发作史，有无传染病接触史。	1分
二、问诊技巧	
1. 条理性强，能抓住重点。	1分
2. 能围绕病情询问。	1分

二、便　秘

一、基础知识

（一）现病史

1. 根据主诉及相关鉴别询问

（1）起病诱因、病因：饮食及生活环境改变，精神因素（生活大事件、压力大）。

（2）症状的特点：起病的急缓、病程，性质（持续性、间歇性、复发性），大便的次数和量，粪便的性状、颜色、加重或缓解因素。

（3）伴随症状：是否伴有腹部包块、生活环境改变、精神紧张等。

2. 诊疗经过：是否到过医院，做过什么检查（如粪便常规及隐血、血常规、肠镜或钡剂灌肠检查）和治疗，治疗经过及药效评价，是否依赖泻药。

3. 一般情况：患病以来饮食、睡眠、大小便及体重变化。

（二）其他相关病史

1. 有无药物过敏史。

2. 与该病有关的其他病史：既往有无甲状腺功能低下症、糖尿病病史。

二、真题重现

57 号题

【简要病史】女，53 岁。便秘 5 天来诊。 【要求】请围绕以上简要病史，根据主诉展开询问患者病史及相关病史。 【时间】时间 11 分钟，分数 15 分

57 号题标准答案

一、问诊内容	15分
（一）现病史	
1. 根据主诉及相关鉴别询问	
（1）起病诱因、病因：饮食及生活环境改变，精神因素（生活大事件、压力大）。	1分

【续表】

（2）症状的特点：起病的急缓、病程，性质（持续性、间歇性、复发性），大便的次数和量，粪便的性状、颜色、加重或缓解因素。	3分
（3）伴随症状：是否伴有腹部包块、生活环境改变、精神紧张等。	3分
2. 诊疗经过：是否到过医院，做过什么检查（如粪便常规及隐血、血常规、肠镜或钡剂灌肠检查）和治疗，治疗经过及药效评价，是否依赖泻药。	2分
3. 一般情况：患病以来饮食、睡眠、大小便及体重变化。	1分
（二）其他相关病史	
1. 有无药物过敏史。	0.5分
2. 与该病有关的其他病史：既往有无甲状腺功能低下症、糖尿病病史。	2.5分
二、问诊技巧	
1. 条理性强，能抓住重点。	1分
2. 能够围绕病情询问。	1分

58 号题

【简要病史】患者，女性，37 岁。产后便秘 8 年，体重无减轻门诊就诊。
【要求】请围绕以上简要病史，将应询问的现病史及相关病史写在答题纸上。
【时间】时间 11 分钟，分数 15 分。

58 号题标准答案

一、问诊内容	15分
（一）现病史	
1. 根据主诉及相关鉴别询问	
（1）发病诱因：最早出现便秘前有无感染或较大生活事件，是否分娩后出现，是否顺产，是否行过盆腔手术，是否服用过特殊药物（如抗抑郁药）。	2分
（2）排便情况：多久排便 1 次、量、性状，有无费力感、间断或持续性、肛周情况。	3分
（3）伴随症状：有无恶心、呕吐、腹胀、腹痛、腹部包块、肠型、便血、贫血、伴发病等。	2分
2. 诊疗经过	
（1）是否曾到医院就诊，做过哪些检查：如粪常规、大便隐血、腹部 B 超、钡灌肠、结肠镜检查等。	1分
（2）治疗情况：是否使用过通便药物，疗效如何。	1分

【续表】

3．一般情况　发病以来生活环境、饮食、睡眠、小便及体重变化情况。	1分
（二）其他相关病史	
1．有无药物过敏史。	0.5分
2．与该病有关的其他病史：既往有无类似发作史，有无甲低、糖尿病、肠易激综合征等病史。有无烟酒嗜好，有无肿瘤等遗传病家族史。	2.5分
二、问诊技巧	
1．条理性强，能抓住重点。	1分
2．能围绕病情询问。	1分

第9节　黄　疸

一、基础知识

（一）现病史

1. 根据主诉及相关鉴别询问

（1）起病诱因、病因：有无感染、外出旅游、不洁饮食、服用特殊药物、饮酒。

（2）症状的特点：黄疸起病的缓急，有无群集发病，黄疸的时间与波动情况（有利于区别梗阻性与肝细胞性黄疸），黄疸的程度及大小便的颜色。

（3）伴随症状：有无畏寒、发热，有无腹痛、有无腹胀。

2. 诊疗经过：是否到过医院，做过什么检查（如血常规、尿常规、粪常规、肝肾功和腹部B超等检查）和治疗，治疗经过及药效评价。

3. 一般情况：患病以来饮食（有无食欲减退）、睡眠、大小便及体重变化。

（二）其他相关病史

1. 有无药物过敏史。

2. 与该病有关的其他病史：既往有无类似病史，有无肝炎或肝炎患者接触史，有无肝胆系统病史及消化系统病史。有无特殊药物服用史，有无大量饮酒史，有无疫区旅游与疫水接触史。家族中有无类似病史。

二、真题重现

59 号题

【简要病史】男，43 岁。巩膜黄染 1 周来诊。既往有肝炎病史 8 年。
【要求】请围绕以上简要病史，根据主诉展开询问患者病史及相关病史。
【时间】时间 11 分钟，分数 15 分

59 号题标准答案

一、问诊内容	1.5 分
（一）现病史	
1. 根据主诉及相关鉴别询问	
（1）起病诱因、病因：有无感染、外出旅游、不洁饮食、服用特殊药物、饮酒。	1 分
（2）症状的特点：黄疸起病的缓急，有无群集发病，黄疸的时间与波动情况（有利于区别梗阻性与肝细胞性黄疸），黄疸的程度及大小便的颜色。	3 分
（3）伴随症状：有无畏寒、发热，有无腹痛、有无腹胀。	3 分
2. 诊疗经过 是否到过医院，做过什么检查（如血常规、尿常规、粪常规、肝肾功和腹部 B 超等检查）和治疗，治疗经过及药效评价。	2 分
3. 一般情况 患病以来饮食（有无食欲减退）、睡眠、大小便及体重变化。	1 分
（二）其他相关病史	
1. 有无药物过敏史。	0.5 分
2. 与该病有关的其他病史 既往有无类似病史，有无肝炎或肝炎患者接触史，有无肝胆系统病史及消化系统病史。有无特殊药物服用史，有无大量饮酒史，有无疫区旅游与疫水接触史。家族中有无类似病史。	2.5 分
二、问诊技巧	
1. 条理性强，能抓住重点。	1 分
2. 能够围绕病情询问。	1 分

60 号题

【简要病史】男性，45 岁。皮肤黄染伴食欲减退 3 天门诊入院。既往发现 HBsAg 阳性 20 年。
【要求】请围绕以上简要病史，将应询问的现病史及相关病史写在答题纸上。
【时间】时间 11 分钟，分数 15 分。

60 号题标准答案

一、问诊内容	15分
（一）现病史	
1. 根据主诉及相关鉴别询问	
（1）发病诱因：有无不洁饮食、服用特殊药物、饮酒。	1分
（2）黄疸：皮肤黄染开始的部位、速度、程度及大小便颜色。	2分
（3）食欲减退：每日饮食量减少多少，饮食情况。	2分
（4）伴随症状：有无发热、皮肤瘙痒、恶心、呕吐、厌油腻食物、腹痛。	2分
2. 诊疗经过	
（1）是否曾到医院就诊，做过哪些检查：血常规、尿常规、粪常规、肝肾功能和腹部B超检查。	1分
（2）治疗情况：曾接受过何种治疗，疗效如何。	1分
3. 一般情况　发病以来睡眠及体重变化情况。	1分
（二）其他相关病史	
1. 有无药物过敏史。	0.5分
2. HBsAg 阳性诊治情况。	0.5分
3. 与该病有关的其他病史，有无输血史，有无胆道疾病、血吸虫病病史，有无特殊药物服用史、大量饮酒史、疫区旅游与疫水接触史，家族中有无类似疾病史。	2分
二、问诊技巧	
1. 条理性强，能抓住重点。	1分
2. 能围绕病情询问。	1分

61 号题

【简要病史】女婴，生后7天。皮肤黄染4天门诊就诊。
【要求】请围绕以上简要病史，将应询问的现病史及相关病史写在答题纸上。
【时间】时间11分钟，分数15分。

61 号题标准答案

一、问诊内容	15分
（一）现病史	
1. 根据主诉及相关鉴别询问	

【续表】

（1）发病诱因：有无感染、喂养不当。	1分
（2）皮肤黄染：部位、颜色、进展情况。	3分
（3）伴随症状：有无发热、纳差、呕吐、腹胀、面色苍白，有无尿黄、大便颜色变浅。	3分
2．诊疗经过	
（1）是否曾到医院就诊，做过哪些检查。	1分
（2）治疗情况。	1分
3．一般情况 发病以来精神反应、睡眠及体重变化情况。	1分
（二）其他相关病史	
1．出生史、喂养方式、父母血型。	1分
2．与该病有关的其他病史：家族中有无黄疸、贫血、肝病患者。	2分
二、问诊技巧	
1．条理性强，能抓住重点。	1分
2．能围绕病情询问。	1分

62 号题

【简要病史】男性，46岁。皮肤、巩膜黄染1周门诊就诊。
【要求】请围绕以上简要病史，将应询问的现病史及相关病史写在答题纸上。
【时间】时间11分钟，分数15分。

62 号题标准答案

一、问诊内容	15分
（一）现病史	
1．根据主诉及相关鉴别询问	
（1）发病诱因：有无饮酒，、暴饮暴食、进食油腻食物、服用药物。	1分
（2）皮肤、巩膜黄染：程度，有无间歇性或进行性加重（1.5分），有无尿黄，大便陶土色（2分）。	3.5分
（3）伴随症状：有无发热、寒战腹痛腋胀、恶心、呕吐，肖无乏力、鼻出血、牙龈出血，有无皮肤瘙痒。	2.5分
2．诊疗经过	
（1）是否曾到医院就诊，做过哪些检查。	1分

【续表】

（2）治疗情况。	1分
3．一般情况 发病以来饮食、睡眠及体重变化情况。	1分
（二）其他相关病史	
1．有无药物过敏史。	0.5分
2．与该病有关的其他病史：有无肝脏、胰腺、胆道疾病病史，有无血液病病史，有无寄生虫病病史，有无腹部手术史，有无与传染病患者接触史，有无肿瘤家族史。	2.5分
二、问诊技巧	
1．条理性强，能抓住重点。	1分
2．能围绕病情询问。	1分

63 号题

【简要病史】女性，30岁。面色苍白、乏力2周，巩膜黄染3天门诊入院。
【要求】请围绕以上简要病史，将应询问的现病史及相关病史写在答题纸上。
【时间】时间11分钟，分数15分。

63 号题标准答案

一、问诊内容	15分
（一）现病史	
1．根据主诉及相关鉴别询问	
（1）发病诱因：有无感染、应用某些药物及其与发病时间的关系。	1分
（2）面色苍白：如何发现，有无慢性失血（如月经过多、痔出血或黑便）。	1.5分
（3）乏力：起病急缓，有无头晕、心悸，能否胜任平时的工作。	1.5分
（4）巩膜黄染：如何发现，有无尿色的变化（深黄色或酱油色）、皮肤黄染、瘙痒及白陶土便。	1.5分
（5）伴随症状：有无关节痛、口腔溃疡、脱发、光过敏、发热、腹痛、恶心、呕吐及厌油腻食物。	1.5分
2．诊疗经过	
（1）是否曾到医院就诊，做过哪些检查：血常规、尿常规、肝肾功能和抗人球蛋白试验（Coombs试验）。	1分
（2）治疗情况：是否用过糖皮质激素等治疗，疗效如何。	1分

【续表】

3. 一般情况 发病以来饮食、睡眠和体重变化情况。	1分
（二）其他相关病史	
1. 有无药物过敏史。	0.5分
2. 与该病有关的其他病史：有无胆道疾病、肝炎、自身免疫性疾病病史。月经婚育史。	2.5分
二、问诊技巧	
1. 条理性强，能抓住重点。	1分
2. 能围绕病情询问。	1分

64 号题

【简要病史】男性，45 岁。皮肤、巩膜黄染伴粪便颜色变浅 3 周门诊就诊。 【要求】请围绕以上简要病史，将应询问的现病史及相关病史写在答题纸上。 【时间】时间 11 分钟，分数 15 分。

64 号题标准答案

一、问诊内容	15分
（一）现病史	
1. 根据主诉及相关鉴别询问	
（1）发病诱因：有无进食油腻食物、饮酒、劳累、服用药物。	1分
（2）皮肤、巩膜黄染：程度，是否持续加深。	1分
（3）大小便：有无腹泻，粪便性状，是否为陶土色大便，尿色是否变深。	3分
（4）伴随症状：有无恶心、呕吐、食欲减退、腹痛，有无发热、畏寒、头晕、心悸、乏力，有无皮肤黏膜出血，有无皮肤瘙痒。	2分
2. 诊疗经过	
（1）是否曾到医院就诊，做过哪些检查：血常规、尿常规、粪常规、肝肾功能、肿瘤标志物、腹部B超。	1分
（2）治疗情况：是否用过保肝药物，疗效如何。	1分
3. 一般情况 发病以来睡眠及体重变化情况。	1分
（二）其他相关病史	
1. 有无药物过敏史。	0.5分

【续表】

2. 与该病有关的其他病史：有无肝胆疾病、胰腺疾病、血液病、寄生虫病、肿瘤及遗传性疾病病史，有无手术、输血史，有无与病毒性肝炎患者接触史，有无肿瘤家族史。	2.5 分
二、问诊技巧	
1. 条理性强，能抓住重点。	1 分
2. 能围绕病情询问。	1 分

65 号题

【简要病史】患者，男，50 岁。剑突下疼痛伴寒战高热，黄疸 2 天，血压下降 5 小时急诊入院。
【要求】请围绕以上简要病史，将应询问的现病史及相关病史写在答题纸上。
【时间】时间 11 分钟，分数 15 分。

65 号题标准答案

一、问诊内容	15 分
（一）现病史	
1. 根据主诉及相关鉴别询问	
（1）发病诱因：有无饱餐，有无进食油腻食物、饮酒史。	1 分
（2）腹痛：部位、性质及与进食的关系，有无放射痛，腹痛加重或缓解的因素。	2 分
（3）黄疸：起病急缓，程度，最先出现的部位，是否头晕、心悸，有无尿色加深，大便颜色。	2 分
（4）血压下降：具体血压，有无神志改变，排尿情况，尿量。	1 分
（5）伴随症状：发热情况，具体体温及热型，有无恶心呕吐，有无神志改变。	1 分
2. 诊疗经过	
（1）是否曾到医院就诊，做过哪些检查：如血常规、血胆红素、尿三胆、腹部 B 超、肝功能检查等。	1 分
（2）治疗情况：是否用过抗生素、止痛药物，疗效如何。	1 分
3. 一般情况 发病以来饮食、睡眠、体重变化情况。	1 分
（二）其他相关病史	
1. 有无药物过敏史。	0.5 分
2. 与该病有关的其他病史：有无胆道结石、胰腺炎、消化性溃疡、其他部位慢性感染病史。	2.5 分

【续表】

二、问诊技巧	
1. 条理性强，能抓住重点。	1分
2. 能围绕病情询问。	1分

66 号题

【简要病史】男性，69 岁。尿色深伴皮肤瘙痒 4 周门诊就诊。
【要求】请围绕以上简要病史，将应询问的现病史及相关病史写在答题纸上。
【时间】时间 11 分钟，分数 15 分。

66 号题标准答案

一、问诊内容	15分
（一）现病史	
1. 根据主诉及相关鉴别询问	
（1）发病诱因：有无进食油腻食物、饮酒、劳累、服用药物。	1分
（2）小便：颜色、尿量，有无尿频、尿急、尿痛。	2分
（3）皮肤瘙痒：部位、程度，有无皮肤、巩膜黄染。	2分
（4）伴随症状：无恶心、呕吐、食欲减退、腹痛腹泻，有无发热、畏寒、头晕、心悸，有无皮肤黏膜出血。	2分
2. 诊疗经过	
（1）是否曾到医院就诊，做过哪些检查：血常规、尿常规、粪常规、肝肾功能、肿瘤标志物、腹部 B 超。	1分
（2）治疗情况：是否用过保肝、利胆类药物，疗效如何。	1分
3. 一般情况 发病以来食欲、睡眠、大便（需询问粪便颜色有无变浅或呈白陶土样）及体重变化情况。	1分
（二）其他相关病史	
1. 有无药物过敏史。	0.5分
2. 与该病有关的其他病史：有无肝胆疾病、胰腺疾病、血液病、寄生虫病、肿瘤及遗传性疾病病史。有无输血史，有无病毒肝炎患者接触史。有无肿瘤家族史。	2.5分
二、问诊技巧	
1. 条理性强，能抓住重点。	1分
2. 能围绕病情询问。	1分

第 10 节　尿频、尿急与尿痛

一、基础知识

（一）现病史

1. 根据主诉及相关鉴别询问

（1）起病诱因、病因：发病前 1 ~ 3 周有无扁桃体炎、咽峡炎等上呼吸道感染史，有无劳累、受凉或憋尿，是否为月经期，发病前是否行导尿术、尿道器械检查或流产术。

（2）症状的特点：每天排尿次数及尿量，夜间排尿的次数和尿量，尿的颜色（有无酱油色及洗肉水样尿）及透明度，有无排尿中断（尿频尿急尿痛伴有尿流突然中断，见于膀胱结石堵住出口或后尿道结石嵌顿）。尿痛的部位（耻骨上区、会阴部或尿道内）、性质（刺痛、烧灼痛）、出现的时相（初始段、终末段）。

（3）伴随症状：有无腰痛或外阴胀痛，有无排尿困难。

2. 诊疗经过：是否到过医院，做过什么检查（如尿常规、尿培养、肝肾功能、腹部泌尿系统 B 超等检查）和治疗（是否用过抗生素），治疗经过及药效评价。

3. 一般情况：患病以来饮食、睡眠、大小便及体重变化。

（二）其他相关病史

1. 有无药物过敏史。

2. 与该病有关的其他病史：既往有无类似病史，有无结核、肿瘤肝肾病病史，有无高血压、糖尿病病史，有无泌尿系统结石病史。

二、真题重现

67 号题

【简要病史】男，61 岁。尿频、尿急、尿痛 3 个月余来诊。
【要求】请围绕以上简要病史，根据主诉展开询问患者病史及相关病史。
【时间】时间 11 分钟，分数 15 分

67 号题标准答案

一、问诊内容	15分
（一）现病史	
1. 根据主诉及相关鉴别询问	
（1）起病诱因、病因：发病前 1 ~ 3 周有无扁桃体炎、咽峡炎等上呼吸道感染史，有无劳累、受凉或憋尿，是否为月经期，发病前是否行导尿术、尿道器械检查或流产术。	1分

（2）症状的特点：每天排尿次数及尿量，夜间排尿的次数和尿量，尿的颜色（有无酱油色及洗肉水样尿）及透明度，有无排尿中断（尿频尿急尿痛伴有尿流突然中断，见于膀胱结石堵住出口或后尿道结石嵌顿）。尿痛的部位（耻骨上区、会阴部或尿道内）、性质（刺痛、烧灼痛）、出现的时相（初始段、终末段）。	3分
（3）伴随症状：有无腰痛或外阴胀痛，有无排尿困难。	3分
2. 诊疗经过　是否到过医院，做过什么检查（如尿常规、尿培养、肝肾功能、腹部泌尿系统 B 超等检查）和治疗（是否用过抗生素），治疗经过及药效评价。	2分
3. 一般情况　患病以来饮食、睡眠、大小便及体重变化。	1分
（二）其他相关病史	
1. 有无药物过敏史。	0.5分
2. 与该病有关的其他病史：既往有无类似病史，有无结核、肿瘤肝肾病病史，有无高血压、糖尿病病史，有无泌尿系统结石病史。	2.5分
二、问诊技巧	
1. 条理性强，能抓住重点。	1分
2. 能够围绕病情询问。	1分

68 号题

【简要病史】女性，42 岁。尿频、尿急、尿痛 2 周门诊就诊。
【要求】请围绕以上简要病史，将应询问的现病史及相关病史写在答题纸上。
【时间】时间 11 分钟，分数 15 分。

68 号题标准答案

一、问诊内容	15分
（一）现病史	
1. 根据主诉及相关鉴别询问	
（1）发病诱因：有无劳累、受凉或憋尿，有无接受导尿、尿道器械检查。	2分
（2）尿频：排尿频率，每次排尿量，夜尿次数。	1分
（3）尿急：程度，有无尿失禁。	1分
（4）尿痛：部位、性质、程度、出现时间。	1分
（5）伴随症状：有无尿色改变、排尿困难，有无寒战、发热、盗汗，有无腰痛、腹痛及放射痛。	2分

【续表】

2. 诊疗经过	
（1）是否曾到医院就诊，做过哪些检查：尿常规、血常规、尿培养、肾功能。	1分
（2）治疗情况：是否用过抗菌药物治疗，疗效如何。	1分
3. 一般情况 发病以来饮食、睡眠、大便及体重变化情况。	1分
（二）其他相关病史	
1. 有无药物过敏史。	0.5分
2. 有无尿路感染反复发作史。	0.5分
3. 与该病有关的其他病史：有无结核病、糖尿病、尿路结石、盆腔疾病病史。有无外伤、手术史。月经与婚育史。	2分
二、问诊技巧	
1. 条理性强，能抓住重点。	1分
2. 能围绕病情询问。	1分

69 号题

【简要病史】女性，53 岁。肉眼血尿伴尿频、尿急、尿痛 3 天门诊就诊。
【要求】请围绕以上简要病史，将应询问的现病史及相关病史写在答题纸上。
【时间】时间 11 分钟，分数 15 分。

69 号题标准答案

一、问诊内容	15分
（一）现病史	
1. 根据主诉及相关鉴别询问	
（1）发病诱因：有无劳累、受凉或憋尿，有无接受导尿、尿道器械检查。	1分
（2）血尿：具体尿色，有无血凝块，是否为全程血尿，呈间歇性或持续性。	1.5分
（3）尿频：排尿频率，每次排尿量，夜尿次数。	1分
（4）尿急：程度，有无尿失禁。	1分
（5）尿痛：部位、性质、程度、出现时间。	1分
（6）伴随症状：有无排尿困难，有无发热、盗汗，有无腰痛、腹痛及放射痛，有无其他部位出血	1.5分
2. 诊疗经过	

（1）是否曾到医院就诊，做过哪些检查：尿常规、血常规、尿培养、腹部及泌尿系统B超。	1分
（2）治疗情况：是否用过抗菌药物治疗，疗效如何。	1分
3．一般情况　发病以来饮食、睡眠、大便及体重变化情况。	1分
（二）其他相关病史	
1．有无药物过敏史。	0.5分
2．有无尿路感染反复发作史。	0.5分
3．与该病有关的其他病史：有无结陜病、糖尿病、尿路结石、出血性疾病、盆腔疾病病史。有无外伤、手术史。月经与婚育史。	2分
二、问诊技巧	
1．条理性强，能抓住重点。	1分
2．能围绕病情询问。	1分

第11节　血　尿

一、基础知识

（一）现病史

1.根据主诉及相关鉴别询问

（1）起病诱因、病因：是否进食引起红色尿的药物、食物，是否与月经、外伤等有关。

（2）症状的特点：起病的缓急，尿的颜色（淡红色像洗肉水样、暗红色、鲜红色），尿中有无血凝块，血尿的性质（全程血尿、初始血尿、终末血尿）。

（3）伴随症状：有无腰痛，是否伴排尿中断，有无尿流细、排尿困难，有无尿频、尿急、尿痛，有无水肿、泡沫样尿，有无包块，有无皮肤出血点，有无乳糜样尿。

2.诊疗经过：是否到过医院，做过什么检查（如尿常规、KUB等检查）和治疗，治疗经过及药效评价。

3.一般情况：患病以来饮食、睡眠、大小便及体重变化。

（二）其他相关病史

1.有无药物过敏史。

2.与该病有关的其他病史：既往有无类似病史，有无尿路结石病史，有无泌尿系统感染史，有无高血压病史。月经、婚育史。

二、真题重现

70 号题

【简要病史】男孩，12 岁。血尿 1 天来诊。
【要求】请围绕以上简要病史，根据主诉展开询问患者病史及相关病史。
【时间】时间 11 分钟，分数 15 分。

70 号题标准答案

一、问诊内容	15 分
（一）现病史	
1. 根据主诉及相关鉴别询问	
（1）起病诱因、病因：是否进食引起红色尿的药物、食物，是否与月经、外伤等有关。	1 分
（2）症状的特点：起病的缓急，尿的颜色（淡红色像洗肉水样、暗红色、鲜红色），尿中有无血凝块，血尿的性质（全程血尿、初始血尿、终末血尿）。	3 分
（3）伴随症状：有无腰痛，是否伴排尿中断，有无尿流细、排尿困难，有无尿频、尿急、尿痛，有无水肿、泡沫样尿，有无包块，有无皮肤出血点，有无乳糜样尿。	3 分
2. 诊疗经过 是否到过医院，做过什么检查（如尿常规、KUB 等检查）和治疗，治疗经过及药效评价。	2 分
3. 一般情况 患病以来饮食、睡眠、大小便及体重变化。	1 分
（二）其他相关病史	
1. 有无药物过敏史。	0.5 分
2. 与该病有关的其他病史 既往有无类似病史，有无尿路结石病史，有无泌尿系统感染史，有无高血压病史。月经、婚育史。	2.5 分
二、问诊技巧	
1. 条理性强，能抓住重点。	1 分
2. 能够围绕病情询问。	1 分

71 号题

【简要病史】男性，65 岁。左侧腰痛伴血尿 1 个月门诊入院。
【要求】请围绕以上简要病史，将应询问的现病史及相关病史写在答题纸上。
【时间】时间 11 分钟，分数 15 分。

71 号题标准答案

一、问诊内容	15分
（一）现病史	
1. 根据主诉及相关鉴别询问	
（1）发病诱因：有无剧烈活动、腰腹部外伤、泌尿道器械检查，有无前驱感染。	1分
（2）腰痛：起病缓急，具体部位、性质、程度，有无放射，持续性或阵发性，与体位的关系，有无规律性性。	2分
（3）血尿：发现的时间，与腰痛的关系，是否有肉眼血尿或伴有血丝、凝血块。	2分
（4）伴随症状：有无尿频、尿急、尿痛、排尿困难、水肿、泡沫尿、发热，其他部位有无出血。	2分
2. 诊疗经过	
（1）是否曾到医院就诊，做过哪些检查：尿常规、肾功能、尿相差显微镜检查、腹部B超检查。	1分
（2）治疗情况：是否用过药物治疗，疗效如何。	1分
3. 一般情况　发病以来饮食、睡眠、大便及体重变化情况。	1分
（二）其他相关病史	
1. 有无药物过敏史。	0.5分
2. 与该病有关的其他病史：有无腹部手术史，有无尿路结石、高尿酸血症、甲旁亢、肿瘤病史。	2.5分
二、问诊技巧	
1. 条理性强，能抓住重点。	1分
2. 能围绕病情询问。	1分

72 号题

【简要病史】男性，17岁。肉眼血尿伴双下肢水肿3天门诊就诊。
【要求】请围绕以上简要病史，将应询问的现病史及相关病史写在答题纸上。
【时间】时间11分钟，分数15分。

72 号题标准答案

一、问诊内容	15分
（一）现病史	

【续表】

1．根据主诉及相关鉴别询问	
（1）发病诱因：有无感染、外伤、服用药物或进食特殊食物。	1.5 分
（2）血尿：具体尿色和量，有无血凝块，是否为全程血尿，呈间歇性或持续性。	1.5 分
（3）水肿：出现部位、时间及程度，是否对称性，是否凹陷性，加重或缓解因素。	1.5 分
（4）伴随症状：有无尿量改变，有无尿频、尿急、尿痛及排尿困难（1.5 分），有无发热、腰痛，有无皮疹、关节痛，有无其他部位出血（1 分）。	2.5 分
2．诊疗经过	
（1）是否曾到医院就诊，做过哪些检查。	1 分
（2）治疗情况。	1 分
3．一般情况　发病以来饮食、睡眠、大便及体重变化情况。	1 分
（二）其他相关病史	
1．有无药物过敏史。	0.5 分
2．与该病有关的其他病史：有无结核病、肝肾疾病、尿路结石、结缔组织病、出血性疾病病史。	2.5 分
二、问诊技巧	
1．条理性强，能抓住重点。	1 分
2．能围绕病情询问。	1 分

第 12 节　阴道出血

一、基础知识

（一）现病史

1.根据主诉及相关鉴别询问

（1）起病诱因、病因：平素月经状况如月经周期、经期、月经量、有无痛经等。

（2）症状的特点：阴道出血时间、出血量、出血颜色，有无血块。

（3）伴随症状：有无腹痛，有无组织物排出，有无头晕、乏力等。

2.诊疗经过：是否到过医院,做过什么检查（如尿妊娠试验检查）和治疗,治疗经过及药疗评价。

3. 一般情况：患病以来饮食、睡眠、大小便及体重变化。

（二）其他相关病史

1. 有无药物过敏史。

2. 与该病有关的其他病史：避孕史、孕产史等。

二、真题重现

73 号题

【简要病史】女，32 岁。停经 40 余天，阴道出血 1 天来诊门诊就诊。
【要求】请围绕以上简要病史，根据主诉展开询问患者病史及相关病史。

73 号题标准答案

一、问诊内容	15分
（一）现病史	
1. 根据主诉及相关鉴别询问	
（1）平素月经状况：月经周期、经期、月经量、有无痛经等。	1.5分
（2）末次月经状况：末次月经日期、月经期长短、月经量情况。	1.5分
（3）阴道出血时间、出血量、出血颜色，有无血块。	1分
（4）伴随症状：有无腹痛，有无组织物排出，有无头晕、乏力等。	1.5分
（5）出血是否和性生活或其他因素（如劳累等）有关。	1分
2. 诊疗经过	
（1）是否做过尿妊娠试验检查（自行检查或到医院检查），检查结果如何。	1分
（2）是否到医院就诊进行相关检查（妇科检查及超声检查），检查结果如何。	1分
（3）治疗和用药情况能否提供。	1分
3. 一般情况 近期精神、睡眠、大便、小便及体重变化情况。	1分
（二）其他相关病史	
1. 有无药物过敏史。	0.5分
2. 孕产史及避孕情况（包括是否采取避孕措施及具体避孕方法）。	1分
3. 是否患有其他已经确诊的疾病。	1分
二、问诊技巧	
1. 条理性强，能抓住重点。	1分
2. 能够围绕病情询问。	1分

第13节　头　痛

一、基础知识

（一）现病史

1.根据主诉及相关鉴别询问

（1）起病诱因、病因：有无剧烈运动、过度疲劳、用力排便；情绪波动、脑外伤。

（2）症状的特点：发作急缓程度、病程，疼痛出现的时间、部位、范围、性质、持续时间、加重或缓解因素（和咳嗽、喷嚏、体位的关系）。

（3）伴随症状：是否伴呕吐，呕吐后是否缓解，是否伴眩晕，是否伴发热，有无精神症状、意识障碍、视力障碍、眼球痛或项痛，是否伴有癫痫发作，有无焦虑、失眠、偏瘫、失语。

2.诊疗经过：是否到过医院，做过什么检查（如头颅CT）和治疗，治疗经过及药疗评价。

3.一般情况：患病以来饮食、睡眠、大小便及体重变化。

（二）其他相关病史

1.有无药物过敏史。

2.与该病有关的其他病史：既往有无类似发作性头痛史，有无脑血管畸形或脑动脉瘤病史，有无高血压病史及头痛家族史，有无毒物接触史。

二、真题重现

74号题

【简要病史】女，45岁。反复头痛10日来诊。 【要求】请围绕以上简要病史，根据主诉展开询问患者病史及相关病史。 【时间】时间11分钟，分数15分

74号题标准答案

一、问诊内容	15分
（一）现病史	
1.根据主诉及相关鉴别询问	
（1）起病诱因、病因：有无剧烈运动、过度疲劳、用力排便。情绪波动、脑外伤。	1分
（2）症状的特点：发作急缓程度、病程，疼痛出现的时间、部位、范围、性质、持续时间、加重或缓解因素（和咳嗽、喷嚏、体位的关系）。	3分

【续表】

（3）伴随症状：是否伴呕吐，呕吐后是否缓解，是否伴眩晕，是否伴发热，有无精神症状、意识障碍、视力障碍、眼球痛或项痛，是否伴有癫痫发作，有无焦虑、失眠、偏瘫、失语。	3分
2. 诊疗经过：是否到过医院，做过什么检查（如头颅CT）和治疗，治疗经过及药疗评价。	2分
3. 一般情况：患病以来饮食、睡眠、大小便及体重变化。	1分
（二）其他相关病史	
1. 有无药物过敏史。	0.5分
2. 与该病有关的其他病史：既往有无类似发作性头痛史，有无脑血管畸形或脑动脉瘤病史，有无高血压病史及头痛家族史，有无毒物接触史。	2.5分
二、问诊技巧	
1. 条理性强，能抓住重点。	1分
2. 能够围绕病情询问。	1分

75 号题

【简要病史】男性，19 岁。突发眼前闪光 10 分钟后左侧头痛 2 小时急诊就诊。
【要求】请围绕以上简要病史，将应询问的现病史及相关病史写在答题纸上。
【时间】时间 11 分钟，分数 15 分。

75 号题标准答案

一、问诊内容	15分
（一）现病史	
1. 根据主诉及相关鉴别询问	
（1）发病诱因：有无发热、睡眠障碍、饮酒。	1分
（2）头痛：具体部位、性质、程度、持续时间，加重或缓解因素。	2.5分
（3）胸骨压痛：如何发现，有无自觉疼痛。	1.5分
（4）伴随症状：有无畏光、畏声、恶心、呕吐，有元偏瘫、意识障碍，有无视力障碍。	3.5分
2. 诊疗经过	
（1）是否曾到医院就诊，做过哪些检查：如头颅 CT 或 MRJ 检查。	1分
（2）治疗情况：是否用过止痛药，疗效如何。	1分
3. 一般情况 发病以来饮食、大小便和体重变化情况。	1分

【续表】

（二）其他相关病史	
1. 有无药物过敏史。	0.5分
2. 与该病有关的其他病史：有无类似头痛发作史，有无脑血管疾病（如脑动脉瘤、脑血管畸形）、脑外伤史，有无精神疾病家族史。	2.5分
二、问诊技巧	
1. 条理性强，能抓住重点。	1分
2. 能围绕病情询问。	1分

76 号题

【简要病史】女性，18岁。上体育课时爆炸样头痛伴呕吐3小时急诊就诊。
【要求】请围绕以上简要病史，将应询问的现病史及相关病史写在答题纸上。
【时间】时间11分钟，分数15分。

76 号题标准答案

一、问诊内容	15分
（一）现病史	
1. 根据主诉及相关鉴别询问	
（1）发病诱因：有无剧烈运动、情绪激动、外伤。	1分
（2）头痛：具体部位、程度，持续性还是阵发性，持续时间，加重或缓解因素。	2分
（3）呕吐：次数，是否喷射性，呕吐物的性状和量，与头痛的关系。	2分
（4）伴随症状：有无神志改变，有无发热、视力障碍、肢体活动障碍、语言障碍、抽搐。	2分
2. 诊疗经过	
（1）是否曾到医院就诊，做过哪些检查。	1分
（2）治疗情况。	1分
3. 一般情况 近期饮食、睡眠及大小便情况。	1分
（二）其他相关病史	
1. 有无药物过敏史。	0.5分
2. 与该病有关的其他病史：有无类似发作史，有无脑血管畸形或脑动脉瘤、高血压病史。月经史。家族成员有无类似头痛史。	2.5分
二、问诊技巧	

【续表】

1. 条理性强，能抓住重点。	1分
2. 能围绕病情询问。	1分

77号题

> 【简要病史】男性，58岁。间断头痛3个月门诊就诊。母亲患"高血压"。
>
> 【要求】请围绕以上简要病史，将应询问的现病史及相关病史写在答题纸上。
>
> 【时间】时间11分钟，分数15分。

77号题标准答案

一、问诊内容	15分
（一）现病史	
1. 根据主诉及相关鉴别询问	
（1）发病诱因：有无外伤、劳累、情绪激动或剧烈运动，有无感染、受凉、服用药物。	2分
（2）头痛：发病急缓、具体部位、发作频率及持续时间、程度、性质，加重或缓解因素。	3分
（3）伴随症状：有无发热、呕吐、头晕、意识障碍、肢体活动障碍。	2分
2. 诊疗经过	
（1）是否曾到医院就诊，做过哪些检查。	1分
（2）治疗情况。	1分
3. 一般情况 发病以来饮食、睡眠、大小便及体重变化情况。	1分
（二）其他相关病史	
1. 有无药物过敏史。	0.5分
2. 与该病有关的其他病史：有无高血压、心脏病、神经系统疾病病史。有无烟酒嗜好。有无心脑血管疾病家族史。	2.5分
二、问诊技巧	
1. 条理性强，能抓住重点。	1分
2. 能围绕病情询问。	1分

78 号题

【简要病史】男性,58 岁。间断头痛 3 年,加重伴气短 1 天急诊就诊。既往患有"高血压"10 年,不规则服药治疗。
【要求】请围绕以上简要病史,将应询问的现病史及相关病史写在答题纸上。
【时间】时间 11 分钟,分数 15 分。

78 号题标准答案

一、问诊内容	15 分
（一）现病史	
1. 根据主诉及相关鉴别询问	
（1）发病诱因：有无过度劳累、受凉、情绪激动、服用药物。	2 分
（2）头痛：缓急、部位与范围、性质、程度,发作频度及持续时间,与血压的关系,加重或缓解因素。	2 分
（3）呼吸困难（气短）：发作时间及程度,发病缓急,是阵发性还是持续性,加重或缓解因素（与活动及体位的关系）。	2 分
（4）伴随症状：有无乏力、头晕、呕吐、意识障碍及肢体活动障碍（1.5 分）；有无心悸、胸闷、胸痛,有无双下肢水肿（0.5 分）。	2 分
2. 诊疗经过	
（1）是否曾到医院就诊,做过哪些检查：心电图、肾功能。	1 分
（2）治疗情况：是否用过降压药物治疗,疗效如何。	1 分
3. 一般情况 发病以来饮食、睡眠、大小便及体重变化情况。	1 分
（二）其他相关病史	
1. 有无药物过敏史。	0.5 分
2. "高血压"诊治情况。	0.5 分
3. 与该病有关的其他病史：有无慢性肺部疾病、心脏病、脑血管疾病病史,有无慢性肾病、糖尿病病史。有无外伤史。有无烟酒嗜好。有无心脑血管疾病家族史。	2 分
二、问诊技巧	
1. 条理性强,能抓住重点。	1 分
2. 能围绕病情询问。	1 分

第 14 节　意识障碍

一、基础知识

（一）现病史

1. 根据主诉及相关鉴别询问

（1）起病诱因、病因：有无外伤，有无感染、疲劳，有无农药接触史，有无饮酒、服药。

（2）症状的特点：发病的急缓，意识障碍的程度（嗜睡、意识模糊、昏睡和昏迷），意识障碍的过程（时轻时重，波动性大，清醒后再度昏迷）。

（3）伴随症状：有无畏寒、发热，有无呼吸缓慢，有无瞳孔散大或缩小，有无胸闷、心悸，有无皮肤黏膜瘀点、瘀斑。

2. 诊疗经过：是否到过医院，做过什么检查（如血常规、血糖、胸部 X 线、头颅 CT 或 MRI、脑脊液检查、PPD 试验）和治疗，治疗经过及药效评价。

3. 一般情况：患病以来饮食、睡眠、大小便及体重变化。

（二）其他相关病史

1. 有无药物过敏史。

2. 与该病有关的其他病史：既往有无类似病史，有无高血压、甲状腺疾病、动脉硬化、糖尿病、肝肾疾病、肺源性心脏病、癫痫、颅脑外伤、肿瘤等病史，有无烟酒嗜好。有无遗传性疾病病史，有无精神、神经系统疾病家族史。

二、真题重现

86 号题

【简要病史】男，57 岁。突发意识丧失半小时来诊。 【要求】请围绕以上简要病史，根据主诉展开询问患者病史及相关病史。 【时间】时间 11 分钟，分数 15 分

86 号题标准答案

一、问诊内容	15 分
（一）现病史	
1. 根据主诉及相关鉴别询问	
（1）起病诱因、病因：有无外伤，有无感染、疲劳，有无农药接触史，有无饮酒、服药。	1 分
（2）症状的特点：发病的急缓，意识障碍的程度（嗜睡、意识模糊、昏睡和昏迷），意识障碍的过程（时轻时重，波动性大，清醒后再度昏迷）。	3 分

【续表】

（3）伴随症状：有无畏寒、发热，有无呼吸缓慢，有无瞳孔散大或缩小，有无胸闷、心悸，有无皮肤黏膜瘀点、瘀斑。	3分
2. 诊疗经过　是否到过医院，做过什么检查（如血常规、血糖、胸部 X 线、头颅 CT 或 MRI、脑脊液检查、PPD 试验）和治疗，治疗经过及药效评价。	2分
3. 一般情况　患病以来饮食、睡眠、大小便及体重变化。	1分
（二）其他相关病史	
1. 有无药物过敏史。	0.5分
2. 与该病有关的其他病史：既往有无类似病史，有无高血压、甲状腺疾病、动脉硬化、糖尿病、肝肾疾病、肺源性心脏病、癫痫、颅脑外伤、肿瘤等病史，有无烟酒嗜好。有无遗传性疾病病史，有无精神、神经系统疾病家族史。	2.5分
二、问诊技巧	
1. 条理性强，能抓住重点。	1分
2. 能够围绕病情询问。	1分

87 号题

【简要病史】女性，56 岁。因神志不清伴全身出汗 1 小时家人送来急诊就诊。既往有"糖尿病"病史 8 年。
【要求】请围绕以上简要病史，将应询问的现病史及相关病史写在答题纸上。
【时间】时间 11 分钟，分数 15 分。

87 号题标准答案

一、问诊内容	15分
（一）现病史	
1. 根据主诉及相关鉴别询问	
（1）发病诱因：降糖药物使用变化情况，有无服用镇静安眠药物，有无饮食不当（不洁饮食、进食刺激性食物），有无过度运动，有无受凉。	2分
（2）意识障碍：发生急缓、程度、持续时间、进展情况。	2分
（3）出汗：部位、程度，发生前有无饥饿感。	1分
（4）伴随症状：有无头痛、头晕、呼吸困难、胸闷、心悸。呼气时有无烂苹果味或大蒜味，有无恶心、呕吐。	2分
2. 诊疗经过	

（1）是否曾到医院就诊，做过哪些检查：血糖、尿糖、心电图。	1分
（2）治疗情况：是否用过抗癫痫药物，疗效如何。	1分
3. 一般情况 近期饮食、睡眠、大小便及体重变化情况。	1分
（二）其他相关病史	
1. 有无药物过敏史。	0.5分
2. 糖尿病治疗情况，血糖监测情况。	0.5分
3. 与该病有关的其他病史：有无心脏病、高血压、脑血管疾病、肝病、甲状腺功能亢进症等病史。月经与婚育史	2.5分
二、问诊技巧	
1. 条理性强，能抓住重点。	1分
2. 能围绕病情询问。	1分

88 号题

【简要病史】女性，28 岁。被发现意识障碍伴呕吐 2 小时急诊入院。呕吐物有大蒜气味。
【要求】请围绕以上简要病史，将应询问的现病史及相关病史写在答题纸上。
【时间】时间 11 分钟，分数 15 分。

88 号题标准答案

一、问诊内容	15分
（一）现病史	
1. 根据主诉及相关鉴别询问	
（1）发病诱因：近期有无精神和行为异常，有无大量饮酒，有无接触毒物及服用药物（1分），周围环境有无药物、空药瓶、遗书（1分）。	2分
（2）意识障碍：程度，发生发展的经过。	2分
（3）呕吐：次数、量，与进食的关系，是否喷射性，呕吐物的性状。	2分
（4）伴随症状：有无恶心，有无流涎、多汗、腹泻，有无肌肉震颤，有无大小便失禁。有无头部受伤。	1分
2. 诊疗经过	
（1）是否曾到医院就诊，做过哪些检查：血常规、肝肾功能、血糖、留取血或呕吐物送毒理学检查。	1分

【续表】

（2）治疗情况：是否用过阿托品、胆碱酯酶复活药治疗，疗效如何。	1分
3. 一般情况　近期饮食、睡眠、大小便及体重变化情况。	1分
（二）其他相关病史	
1. 有无药物过敏史。	0.5分
2. 与该病有关的其他病史：有无心脑血管疾病、肝肾疾病、糖尿病病史。有无外伤史，生活状况，有无烟酒嗜好。有无精神疾病病史。	2.5分
二、问诊技巧	
1. 条理性强，能抓住重点。	1分
2. 能围绕病情询问。	1分

89 号题

【简要病史】女性，53 岁。车祸后神志不清 1 小时急诊就诊。
【要求】请围绕以上简要病史，将应询问的现病史及相关病史写在答题纸上。
【时间】时间 11 分钟，分数 15 分。

89 号题标准答案

一、问诊内容	15分
（一）现病史	
1. 根据主诉及相关鉴别询问	
（1）受伤情况：受伤过程、具体部位和程度。	1分
（2）意识障碍（神志不清）：发生的时间、程度、持续时间及其演变过程（2分），有无呼吸、脉搏、血压变化（2分）。	4分
（3）伴随症状：有无呕吐（是否喷射性）、四肢抽搐、外耳道和鼻孔流血（或液），有无肢体活动障碍。	2分
2. 诊疗经过	
（1）是否曾到医院就诊，做过哪些检查。	1分
（2）治疗情况。	1分
3. 一般情况　近期饮食、睡眠、大小便及体重变化情况。	1分
（二）其他相关病史	
1. 有无药物过敏史。	0.5分

【续表】

2. 与该病有关的其他病史：有无癫痫、高血压及心脏病病史，有无精神神经系统疾病家族史。	2.5 分
二、问诊技巧	
1. 条理性强，能抓住重点。	1 分
2. 能围绕病情询问。	1 分

90 号题

【简要病史】男性，67 岁。突然晕厥伴四肢无力 2 小时急诊入院。 【要求】请围绕以上简要病史，将应询问的现病史及相关病史写在答题纸上。 【时间】时间 11 分钟，分数 15 分。

90 号题标准答案

一、问诊内容	15 分
（一）现病史	
1. 根据主诉及相关鉴别询问	
（1）发病诱因：有无饮酒、精神刺激及其与发病时间的关系。	2.5 分
（2）意识障碍：发生时的情况，持续时间，是否进行性加深。	1.5 分
（3）四肢无力：程度，与晕厥的关系。	1 分
（4）伴随症状：有无眼球活动障碍、语言困难、吞咽或呼吸困难。	2 分
2. 诊疗经过	
（1）是否曾到医院就诊，做过哪些检查：如头颅 CT 或 MRI 检查。	1 分
（2）治疗情况：曾接受过何种治疗，疗效如何。	1 分
3. 一般情况 近期饮食、睡眠、大小便及体重变化情况。	1 分
（二）其他相关病史	
1. 有无药物过敏史。	0.5 分
2. 与该病有关的其他病史：有无心脑血管疾病、糖尿病病史。	2.5 分
二、问诊技巧	
1. 条理性强，能抓住重点。	1 分
2. 能围绕病情询问。	1 分

91 号题

【简要病史】男性, 53 岁。被人发现呼之不应 2 小时急诊入院。被发现时患者赤身躺在自家浴室内,室内燃气热水器及淋浴水龙头开启。
【要求】请围绕以上简要病史,将应询问的现病史及相关病史写在答题纸上。
【时间】时间 11 分钟,分数 15 分。

91 号题标准答案

一、问诊内容	15分
(一)现病史	
1. 根据主诉及相关鉴别询问	
(1)发病诱因:有无饥饿、大量饮酒,近期有无情感波动,有无接触毒物或服用药物。	1分
(2)周围环境:浴室内通风状态。现场有无药瓶和药物,现场有无呕吐物及其性状。	2分
(3)意识障碍:程度,发生发展的经过。	1.5分
(4)伴随症状:有无发热、多汗,有无肢体抽搐,有无大小便失禁,有无头部受伤。	1.5分
(5)其家中有无同时发病者。	1分
2. 诊疗经过	
(1)是否曾到医院就诊,做过哪些检查。	1分
(2)治疗情况。	1分
3. 一般情况 近期饮食、睡眠、大小便及体重变化情况。	1分
(二)其他相关病史	
1. 有无药物过敏史。	0.5分
2. 与该病有关的其他病史:有无心脑血管疾病、肝病、肾病、糖尿病病史。有无外伤史,生活状况,有无烟酒嗜好。有无精神神经系统疾病家族史。	2.5分
二、问诊技巧	
1. 条理性强,能抓住重点。	1分
2. 能围绕病情询问。	1分

92 号题

【简要病史】男性, 19 岁。突发头痛、呕吐 2 小时,神志不清 1 小时门诊就诊。
【要求】请围绕以上简要病史,将应询问的现病史及相关病史写在答题纸上。
【时间】时间 11 分钟,分数 15 分。

92 号题标准答案

一、问诊内容	15 分
（一）现病史	
1. 根据主诉及相关鉴别询问	
（1）发病诱因：有无剧烈运动、咳嗽、用力排便、外伤、情绪激动。	1 分
（2）头痛：具体部位、性质、持续时间、程度，加重或缓解因素。	2 分
（3）呕吐：次数、呕吐物的性状和量，是否喷射性，与头痛的关系，加重或缓解因素。	1.5 分
（4）意识障碍（神志不清）：发生急缓、程度及其演变过程。	1.5 分
（5）伴随症状：有无发热、语言障碍、呼吸困难，有无颈强直、肢体活动障碍，有无抽搐、大小便失禁。	1 分
2. 诊疗经过	
（1）是否曾到医院就诊，做过哪些检查：头颅 CT 或 MRI、脑脊液检查。	1 分
（2）治疗情况：是否用过止痛、止吐药物治疗，疗效如何。	1 分
3. 一般情况　近期饮食、睡眠、大小便及体重变化情况。	1 分
（二）其他相关病史	
1. 有无药物过敏史。	0.5 分
2. 与该病有关的其他病史：有无类似发作史，有无脑动脉瘤或脑血管畸形、脑外伤、高血压病史、有无烟酒嗜好，有无精神神经系统疾病家族史。	2.5 分
二、问诊技巧	
1. 条理性强，能抓住重点。	1 分
2. 能围绕病情询问。	1 分

第二站

体格检查

时间 15 分钟　分数 30 分

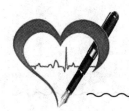

导　学　本站考试的特点

一、心理准备

1. 与老师面对面的交流，适度紧张，举止得体。
2. 心里准备好操作的各项内容。
3. 很多地区都是真人操作，别紧张，按照平时操作即可。

二、考生需要备好物品

1. 白大衣。
2. 口罩、帽子。
3. 根据当地考试情况准备查体工具。

三、操作过程中注意事项

1. 考生做到举止礼貌，礼貌用语。开场要说：老师您好，我是 ** 号考生 ***，我来参加第二站考试。结束要说：报告老师，操作完毕，谢谢您！在整个考试过程中，考生始终要把自己放在考生的角色，不管你的年纪、职位等情况，一律要表现为学生的低姿态，不要顶嘴。

2. 操作过程中，做到标准，规范，言简意赅，不要过分赘述。

（昭昭老师提示：一种老师喜欢你边说边做；另外一种老师喜欢只操作不说话。此处可根据老师在你进行操作时的话语来判断，适应老师的风格就好）

3. 注意查体、回答的细节：如体位一定要取好，腹部查体要暴露腹部，同时要屈曲双侧髋关节；查体一定要查两侧，不要只查一侧；查完了，一定要汇报结果，如查 Babinski 征后，汇报"报告老师，此患者两侧的 Babinski 征阴性"。

4. 整个操作过程中始终坚持无菌操作。

5. 整个操作过程中要有爱伤意识。

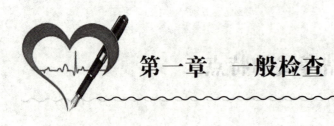

第一章　一般检查

第1节　全身情况

一、测体温（腋测法）

(昭昭老师提示：①体温计 35℃ 以下 → ②腋窝擦干 → ③ 10min 后读数)

1. 基础知识

（1）将体温计的汞柱甩到 35℃ 以下，嘱患者用上臂将体温计夹紧，10 分钟后读数。

（2）如果腋窝内有汗液，用纱布将汗液擦干。

（3）注意事项：让患者休息 30min，移走周围的冷热源。

2. 真题重现

（1）1 号题：测体温

（2）1 号题标准答案

操作前准备	①自己准备	做好自己的准备，带上帽子（口述）	1分
	②患者准备	被检查者取坐位或者仰卧位，检查者站在被检查者右侧（口述）	
操作步骤	具体步骤	①将体温计的汞柱甩到 35℃以下，嘱被检查者用上臂将体温计夹紧，10 分钟后读数 ②如果腋窝内有汗液，用纱布将汗液擦干	2分
汇报结果	向考官汇报	报告考官： 报告结果，此被检查者体温为 **℃	1分

3. 考官提问

（1）测量体温的常见方法有哪些？

答：腋测法、口测法和肛测法（1分）。

（2）测量体温方法最常用的是什么？为什么？

答：最常用的是：腋测法。简单、方便，无交叉感染的缺点（1分）。

（3）什么是稽留热？

答：稽留热多为高热，体温常在 39℃ 以上，昼夜间体温变动范围较小，但 24 小时内波动幅度不超过1℃，可持续数天或数周，体温可渐退或骤退（1分）。

（4）什么是弛张热？

答：体温常在39℃以上，波动幅度大，24小时内波动范围超过1℃，但最低体温仍高于正常体温（1分）。

（5）稽留热常见于哪些疾病？

答：常见于大叶性肺炎、斑疹伤寒即伤寒高热期（答出2项得1分）。

（6）弛张热常见于哪些疾病？

答：常见于败血症、风湿热、重症肺结核、化脓性炎症（答出3项得1分）。

二、测呼吸频率

（昭昭老师提示：①男性是腹式女性是胸式→②计时1min→③汇报呼吸频率12~20次/分）

1.基础知识

（1）男人和儿童以腹式呼吸为主；女人以胸式呼吸为主。

（2）充分暴露患者的腹部和胸部，在自然的柔和光下，观察腹壁起伏的次数，计时1分钟，至少观察30秒。

（3）正常人呼吸频率约12~20次/分，呼吸频率>20次/分，称为呼吸过速；呼吸频率<12次/分，称为呼吸过缓。

2.真题重现

（1）2号题：测呼吸频率

（2）2号题标准答案

操作前准备	①自己准备	做好自己的准备，带上帽子（口述）	1分
	②患者准备	被检查者取仰卧位，考上站在被检查者右侧（口述）	
操作步骤	具体步骤	①男人和儿童以腹式呼吸为主；女人以胸式呼吸为主 ②充分暴露患者的腹部和胸部，在自然的柔和光下，观察腹壁起伏的次数，计时1分钟	2分
汇报结果	向考官汇报	报告考官： 该患者青年男性/女性，以腹式或胸式呼吸为主，呼吸频率12~20/分	1分

3.考官提问

（1）正常人呼吸频率是多少次每分？

答：12~20/分（1分）。

（2）潮式呼吸多发生于哪些疾病？

答：多发生于脑炎、脑膜炎、颅内压增高等严重中枢神经系统疾病（答出2项得1分）。

（3）请说出潮式呼吸的意义？

答：由于呼吸中枢兴奋性降低使调节呼吸的反馈系统失常，多发生于严重中枢神经系统疾病（如脑炎、脑膜炎、颅内压升高）及中毒等（1分）。

（4）Kussmaul呼吸的特征和临床意义是什么？

答：Kussmaul 呼吸即深大呼吸，常见于代谢性酸中毒（0.5分），如糖尿病酮症酸中毒和尿毒症等（0.5分）。

（5）什么是比奥呼吸（Biots 呼吸），及其意义？

答：比奥呼吸是是一种病理性的周期性呼吸，表现为一次或多次强呼吸后，继以长时间呼吸停止，之后又再次出现数次强呼吸，周期持续时间为 10～60 秒。多数发生于中枢神经系统疾病，为临终前危急性征象（1分）。

三、测脉搏

昭昭老师提示：①三指触摸桡动脉 → ②计时 1min → ③汇报：脉律整齐、脉率 80/分，强弱中等，无异常脉搏

1. 基础知识

（1）用三指（示、中、环指）触摸桡动脉。

（2）触诊时间至少约 15～30 秒钟，观察记录患者的桡动脉搏动的每分钟次数。

（3）注意事项：三指触摸，切勿用四指或二指。检查脉搏时，应同时注意脉搏的脉率、节律、紧张度和动脉壁弹性、强弱及波形变化。

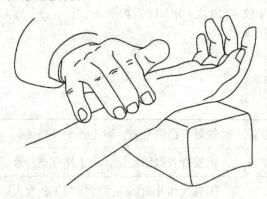

2. 真题重现

（1）3号题：测脉搏

（2）3号题标准答案

操作前准备	①自己准备	做好自己的准备，带上帽子（口述）	1分
	②患者准备	被检查者取仰卧位，考上站在被检查者右侧（口述）	
操作步骤	具体步骤	观察记录患者的桡动脉搏动的每分钟次数	2分
汇报结果	向考官汇报	报告考官： 此患者脉搏为 * 次/分，脉律整齐，脉搏强弱中等，未触及异常脉搏。	1分

3. 考官提问

（1）测量脉搏可选择哪些部位？

答：桡动脉、肱动脉、颈动脉、股动脉和足背动脉（答出3项得1分）

（2）脉搏触诊检主要检查哪些内容？

答：主要检查脉率、节律、强弱和脉波（1分）。

（3）什么是水冲脉，见于什么疾病？

答：①脉搏骤起骤落，犹如潮水涨落。是由周围血管扩张或存在分流所致（0.5分）。②前者常见于甲状腺功能亢进、严重贫血、脚气病等，后者见于主动脉瓣关闭不全、先天性心脏病动脉导管未闭、动静脉瘘（0.5分）。

（4）什么是吸停脉，见于什么疾病？

答：①是指吸气时脉搏显著减弱或消失，又称吸停脉。由于心包腔内压力升高，使心室舒张充盈受限，吸气时体静脉回流受限，右心室排入肺循环血量减少，而肺循环受呼吸负压影响，肺血管扩张，致使肺静脉回流入左心的血量减少，左心输出量减少，以致脉搏减弱甚至消失（0.5分）。②常见于右心衰竭、心包积液和缩窄性心包炎，以及严重哮喘等（0.5分）。

（5）脉短绌见于什么疾病？

答：脉搏短绌即在同一单位时间内，脉率少于心率。其特点为心律完全不规则，心率快慢不一，心音强弱不等（0.5分）。多见于心房纤维颤动的病人（0.5分）。

四、测血压

（昭昭老师提示：①血压计归到"0位"→②袖带绑在肘关节上方2～3cm，袖管对准肱动脉→③听诊器放在袖带下方→④打气，当听不到肱动脉搏动后，再升高20～30mmHg→⑤缓慢放气，听到"咚"一声此为收缩压，缓慢放气"咚"消失了，此为舒张压→⑥同法再测一次）

1.基础知识

（1）检查血压计水印柱是否在"0"点，上肢裸露伸直并轻度外展，血压计"0"点、肘部、心脏同一水平。

（2）将气袖均匀紧贴皮肤缠于上臂，使其下缘在肘窝以上约2～3cm，气袖中央位于肱动脉表面（注意：肱动脉不在肘窝中央，而是在肘窝中央偏尺侧1cm左右）。检查者触及肱动脉搏动后，将听诊器体件置于搏动上准备听诊。

（3）向袖带内充气，边充气边听诊，待肱动脉搏动声消失，再升高30mmHg后，缓慢放气（水银柱下降的速度为2～3mmHg/s），双眼随汞柱下降，平视汞柱表面，根据听诊结果读出血压值。

（4）血压至少应测量2次，间隔1～2分钟；如收缩压或舒张压2次读数相差5mmHg以上，应再次测量，以3次读数的平均值作为测量结果。

（5）注意事项：一定要查看血压计水银柱是否归"0"；不要将听诊器放在袖带里面；袖带松紧要合适，以刚好能插入一个手指为宜。

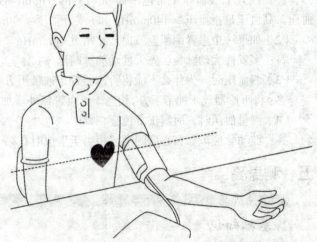

2. 真题重现

（1）4 号题：测血压

（2）4 号题标准答案

操作前准备	①**自己**准备	做好自己的准备，带上帽子（口述）	1分
	②**患者**准备	被检查者取仰卧位，考上站在被检查者右侧（口述）	
	③**物品**准备	听诊器，血压计	
操作步骤	具体步骤	①患者体位：仰卧位或者坐位 ②检查者：位于患者右侧 ③上肢裸露伸直并轻度外展，血压计"0"点、肘部、心脏同一水平，将气袖均匀紧贴皮肤缠于上臂，使其下缘在肘窝以上约 2 ~ 3cm，气袖中央位于肱动脉表面。检查者触及肱动脉搏动后，将听诊器体件置于搏动上准备听诊。向袖带内充气，边充气边听诊，待肱动脉搏动声消失，再升高 30mmHg 后，缓慢放气，双眼随汞柱下降，平视汞柱表面，根据听诊结果读出血压值 ④血压至少应测量 2 次，间隔 1 ~ 2 分钟；如收缩压或舒张压 2 次读数相差 5mmHg 以上，应再次测量，以 3 次读数的平均值作为测量结果	3分
汇报结果	向考官汇报	报告考官： 该患者血压 ***/**mmHg	1分

3. 考官提问

（1）正常人上肢血压是多少？低血压和高血压的界限值是多少？

答：成人上肢血压正常范围是 90-139mmHg/60-89mmHg。血压如果低于 90/60mmHg 称为低血压。高血压是指血压 ≥ 140mmHg 和 / 或舒张压 ≥ 90mmHg（1 分）。

（2）如果一个患者两侧上肢血压差超过 10mmHg，常见于什么疾病？

答：多发性大动脉炎、先天性动静脉畸形（1 分）。

（3）测血压时，为什么不能将听诊器置于袖带下方？

答：将听诊器放于袖带下方，相当于给血管额外增加了一个压力，将导致血压测量值偏高（1 分）。

（4）测量血压时，肘窝正常位置在哪？

答：肱动脉应该和右心房同高。相当于坐位时在第 4 肋软骨水平，卧位时在腋中线（1 分）。

五、测身高

> **昭昭老师提示：①三点一线（头、臀、足跟）→ ②读 **cm**

1. 基础知识

（1）患者脱鞋，站在身高和体重的测量仪上面，头、臀、足跟三点紧靠测量柱，头顶最高点与测量仪立柱的垂直线的交叉点即身高的读数。

（2）注意事项：务必将三个点紧靠测量柱，否则会导致测量值过大或过小。

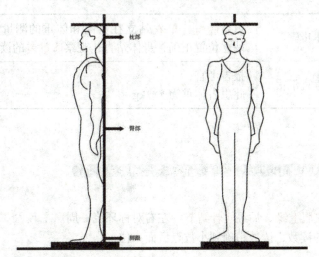

2. 真题重现

（1）5 号题：测身高

（2）5 号题标准答案

操作前准备	①自己准备	做好自己的准备，带上帽子（口述）	1分
	②患者准备	被检查者取仰卧位，考上站在被检查者右侧（口述）	
操作步骤	具体步骤	患者脱鞋，站在身高和体重的测量仪上面，头、臀、足跟三点紧靠测量柱，头顶最高点与测量仪立柱的垂直线的交叉点即身高的读数	2分
汇报结果	向考官汇报	报告考官： 此患者身高为 ***cm	1分

六、测体重

（昭昭老师提示：①穿单衣站在体重仪上 → ②读数 **kg）

1. 基础知识

（1）患者脱鞋，单衣站立在身高和体重的测量仪底座上，站立位置正确，身体站直。

（2）观察体重表的读数，读数精确到小数点后面一位。

2. 真题重现

（1）6 号题：测体重

（2）6 号题标准答案

操作前准备	①自己准备	做好自己的准备，带上帽子（口述）	1分
	②患者准备	被检查者取仰卧位，考上站在被检查者右侧（口述）	

【续表】

操作步骤	具体步骤	患者脱鞋，单衣站立在身高和体重的测量仪底座上，站立位置正确，身体站直，观察体重表的读数	2分
汇报结果	向考官汇报	报告考官： 此患者体重为 ***kg	1分

七、测头围

昭昭老师提示：①绕眉弓上缘 → ②枕骨粗隆 → ③读 **cm

1. 基础知识

（1）用软卷尺齐双眉上缘，后经枕骨结节，左右对称环绕一周。

（2）观察测量仪的读数，读数精确到小数点后面一位。

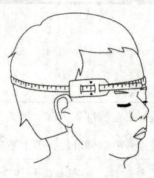

测头围

2. 真题重现

（1）7号题：测头围

（2）7号题标准答案

操作前准备	①自己准备	做好自己的准备，带上帽子（口述）	1分
	②患者准备	被检查者取仰卧位，考上站在被检查者右侧（口述）	
	③物品准备	软尺	
操作步骤	具体步骤	用软卷尺齐双眉上缘，后经枕骨结节，左右对称环绕一周	2分
汇报结果	向考官汇报	报告考官： ①此患者头围为 **cm ②新生儿头围平均34cm，前半年约增加8～10cm，后半年约增加2～4cm，2岁时达48cm；第二年仅增加2cm，5岁时50cm，15岁时接近成人头围，约54～58cm	1分

3.考官提问

（1）小儿出生时，头围是多少？

答：34cm（1分）。

（2）小儿1岁时，头围是多少？

答：46cm（1分）。

（3）什么时候，小儿的头围和胸围相等。

答：1岁时候（1分）。

八、测体型（一般以提问形式考查）

1.基础知识

体型	特点
正力型	患者体型匀称，腹上角＝90°
无力型	患者体型瘦长，腹上角＜90°
超力型	患者体型矮胖，腹上角＞90°

2.考官提问

（1）根据身体各部位发育的外观来看，成年人可分为哪几种体型？

答：正力型、无力型、超力型。（1分）

九、测营养状态（一般以提问形式考查）

1.基础知识

营养状态	特点
营养良好	黏膜红润、皮肤光泽、弹性良好，皮下脂肪丰满而有弹性等
营养中等	介于良好和不良之间
营养不良	皮肤黏膜干燥、弹性降低，皮下脂肪菲薄，肌肉松弛无力等

2.考官提问

（1）营养状况怎么分类？

答：营养良好、营养中等、营养不良。（1分）

十、测意识状态（一般以提问形式考查）

1.基础知识

意识	特点
嗜睡	患者陷入持续的睡眠状态，可被唤醒，并能正确回答，去除刺激又入睡

意识模糊	患者能保持简单的精神活动，但对时间、地点、人物的定向能力发生障碍
昏睡	接近不省人事的状态，在强烈刺激下可被唤醒，但很快再入睡
谵妄	一种以兴奋性增高为主的高级神经中枢急性活动失调综合征，临床上表现为意识模糊、定向障碍、感觉错乱、躁动不安、言语杂乱
昏迷	意识持续或完全丧失

2.考官提问

（1）意识状态分哪几种？

答：意识清楚、嗜睡、意识模糊、昏睡、谵妄、昏迷。（答出5项得1分）

（2）何为嗜睡？

答：嗜睡就是患者处于病理性睡眠状态，但可被唤醒并回答正确问题，能做出各种反应（0.5分），但当刺激去除后很快再入睡。（0.5分）

（3）夏季，女孩，7岁。发热4天伴嗜睡来急诊，无胸痛、咳嗽，无腹痛、腹泻，体检时重点检查哪些项目？

答：生命体征、意识状态、脑膜刺激征、病理反射。（1分）

十一、测面容（一般以提问形式考查）

1.基础知识

面容	特点	常见疾病
急性病容	面色潮红、兴奋不安、表情痛苦	肺炎球菌肺炎、疟疾
慢性病容	面容憔悴、面色晦暗	慢性消耗性疾病如恶性肿瘤、肝硬化
贫血面容	面色苍白，唇舌色淡，表情疲惫	各种原因所致贫血
肝病面容	面色晦暗，额部、鼻背、双颊有褐色色素沉着	慢性肝病
肾病面容	面色苍白，眼睑、颜面水肿，舌色淡	慢性肾疾病
甲状腺功能亢进面容	面色惊愕，眼裂增宽，眼球凸出，烦躁易怒，见于	甲亢
黏液性水肿面容	面色灰黄，颜面水肿，睑厚面宽，目光呆滞，反应迟钝	甲减
二尖瓣面容	面色晦暗，双颊紫红，口唇轻度发绀	二尖瓣狭窄
肢端肥大症面容	头颅增大，面部变长，面容变丑	肢端肥大症

【续表】

伤寒面容	表情淡漠，反应迟钝，无欲状态	肠伤寒、脑脊髓膜炎等
苦笑面容	牙关紧闭，面肌痉挛，呈苦笑状	破伤风
满月面容面	圆如满月，皮肤发红，伴有痤疮	库欣综合征、长期用激素

2.考官提问

（1）什么是肝病面容？

答：面色晦暗，额部、鼻背、双颊有褐色色素沉着，多见于慢性肝病。

十二、测体位（一般以提问形式考查）

1.基础知识

体位	特点
自主体位	身体活动自如，不受限制
被动体位	患者不能自己调整或变换身体的位置
强迫体位	患者为减轻痛苦，被迫采取某种特殊体位

2.考官提问

（1）患者体位有几种情况？

答：3种，即自主体位、被动体位、强迫体位。

十三、测姿势（一般以提问形式考查）

1.基础知识

姿势	常见疾病	姿势	常见疾病
颈部活动受限	颈椎病	躯干制动或弯曲	腹部疼痛
坐位	充血性心衰	捧腹而行	胃十二指肠溃疡

十四、测步态（一般以提问形式考查）

1.基础知识

步态	特点	常见疾病
蹒跚步态	走路时身体左右摇摆似鸭行	佝偻病、先天性双侧髋关节脱位等

【续表】

醉酒步态	行走时躯干重心不稳，步态紊乱、不准确	小脑损伤、酒精中毒等
共济失调步态	起步时一脚高抬，骤然垂落，且双目向下注视，两脚间距很宽，以防身体倾斜，闭目时则不能保持身体平衡	脊髓病变患者
慌张步态	起步后小步急速趋行，双脚擦地，身体前倾，有难以止步趋势	帕金森病患者
跨域步态	由于踝部肌腱、肌肉弛缓，患足下垂，行走时必须高抬下肢才能起步	腓总神经麻痹
剪刀步态	由于双下肢肌张力增高，以伸肌和内收肌增高明显，移步时下肢内收过度，两腿交叉呈剪刀状	脑性瘫痪、截瘫
间歇性跛行	步行中，因下肢突发性酸痛乏力，患者被迫停止前行，需要稍休息后方能继续进行	高血压、动脉硬化

2. 考官提问

（1）什么是跨域步态?

答：由于踝部肌腱、肌肉弛缓，患足下垂，行走时必须高抬下肢才能起步，多见于腓总神经麻痹。

第2节　皮　肤

一、皮肤弹性及水肿的检查

（昭昭老师提示：①弹性 → 上臂内侧和手背皮肤；②水肿 → 小腿内侧）

1. 基础知识

（1）皮肤弹性　皮肤弹性检查部位为手背或者上臂内侧皮肤；检查者用拇指和示指将皮肤捏起，松手后正常皮肤皱褶迅速平复，当弹性减退时皱褶平复缓慢，此为皮肤弹性检查。

（2）皮肤水肿　皮肤水肿检查部位为小腿内侧；检查者用手指按压小腿内侧皮肤后呈凹陷，观察凹陷是否恢复。

2. 真题重现

（1）15 号题：皮肤弹性及水肿的检查

（2）15 号题标准答案

操作前准备	①自己准备	做好自己的准备，带上帽子（口述）	1分
	②患者准备	患者体位：坐位或仰卧位。检查者：位于患者的右侧（口述）	

【续表】

操作步骤	①检查部位	皮肤弹性检查部位为手背或者上臂内侧皮肤；皮肤水肿检查部位为小腿内侧	4分
	②检查方法	①检查者用拇指和示指将皮肤捏起，松手后正常皮肤皱褶迅速平复，当弹性减退时皱褶平复缓慢，此为皮肤弹性检查 ②检查者用手指按压小腿内侧皮肤后呈凹陷，观察凹陷是否恢复	
汇报结果	向考官汇报	报告考官： 该患者皮肤弹性正常，无水肿	1分

二、蜘蛛痣和皮下出血检查

（昭昭老师提示：①上腔静脉回流区域，血管呈蜘蛛状扩张，棉签压中心，四周血管褪色→②< 2mm 瘀点，3 ~ 5mm 紫癜；> 5mm 瘀斑）

1. 基础知识

（1）蜘蛛痣 皮肤小动脉末端分支性扩张所形成的血管痣，形似蜘蛛，称为蜘蛛痣，多出现在上腔静脉分布的区域内，如面、颈、手背、上臂、前胸和肩 5 分部。检查者用棉签或火柴棍压迫蜘蛛痣的中心，其辐射状小血管网消退，去除压力后又复出现。

（2）皮下出血 病理状态下可出现皮肤下出血，根据其直径大小及伴随情况可分为以下几种：< 2mm 称为瘀点，3 ~ 5mm 称为紫癜，> 5mm 称为瘀斑，片状出血并伴有皮肤明显隆起称为血肿。

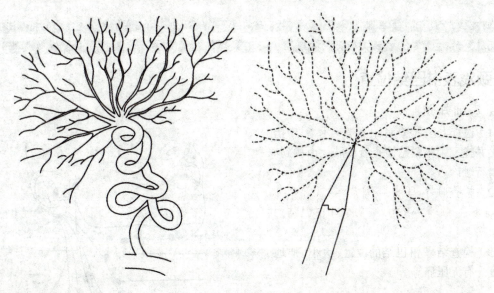

2. 真题重现

（1）16 号题：蜘蛛痣和皮下出血检查

（2）16 号题标准答案

操作前准备	①自己准备	做好自己的准备，带上帽子（口述）	1分
	②患者准备	告知患者相关检查内容，获得患者同意；患者体位取坐位或仰卧位，检查者位于患者的右侧（口述）	
操作步骤	①检查部位	①皮肤小动脉末端分支性扩张所形成的血管痣，形似蜘蛛，称为蜘蛛痣，多出现在上腔静脉分布的区域内，如面、颈、手背、上臂、前胸和肩5分部 ②检查者用棉签或火柴棍压迫蜘蛛痣的中心，其辐射状小血管网消退，去除压力后又复出现	4分
	②检查方法	皮下出血：病理状态下可出现皮肤下出血 ②根据其直径大小及伴随情况可分为以下几种：< 2mm 称为瘀点，3 ~ 5mm 称为紫癜，>5mm 称为瘀斑，片状出血并伴有皮肤明显隆起称为血肿	
汇报结果	向考官汇报	报告考官： 该患者未见蜘蛛痣和皮下出血	1分

第3节　淋巴结

昭昭老师提示：①三指触摸（速记：桃园"三""结"义）→②背熟淋巴结顺序→③汇报：未触及肿大的淋巴结，若触及肿大的淋巴结，要汇报淋巴结的大小、位置、质地、活动度等）

一、颈浅表淋巴结检查

1.基础知识

（1）检查方法　检查者用三指（示指、中指、环指）并拢，手指紧贴检查者皮肤，由浅到深进行滑行触诊。

（2）检查顺序　耳前 → 耳后 → 枕部 → 颌下 → 颏下 → 颈前 → 颈后 → 锁骨上淋巴结（共8群）。

（3）检查结果　淋巴结的位置、大小、质地、活动度、有无压痛等。

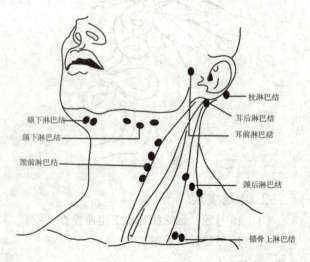

枕淋巴结
耳后淋巴结
耳前淋巴结
颏下淋巴结
颌下淋巴结
颈前淋巴结
颈后淋巴结
锁骨上淋巴结

2. 真题重现

（1）17号题：颈浅表淋巴结检查

（2）17号题标准答案

操作前准备	①自己准备	做好自己的准备，带上帽子（口述）	1分
	②患者准备	告知患者相关检查内容，获得患者同意；患者体位取坐位或仰卧位，检查者位于患者的右侧（口述）	
操作步骤	①检查部位	双侧颈前区及颈后区	5分
	②检查方法	检查者用三指（示指、中指、环指）并拢，手指紧贴检查者皮肤，由浅到深进行滑行触诊	
	③检查顺序	耳前 → 耳后 → 枕部 → 颌下 → 颏下 → 颈前 → 颈后 → 锁骨上淋巴结（1分）	
汇报结果	向考官汇报	报告考官：该患者头颈部未触及肿大的淋巴结，如果触到肿大的淋巴结，要汇报淋巴结的位置、大小、质地、活动度、有无压痛等	1分

3. 考官提问

（1）体检时发现淋巴结肿大，除注意部位、大小、数目、硬度、活动度外，还应注意哪些内容？

答：还应注意有无压痛、粘连、局部皮肤红肿、瘢痕、瘘管等（答出3项得0.5分）。同时注意寻找引起淋巴结肿大的原发病灶（0.5分）。

（2）在左锁骨上窝发现肿大的无痛性淋巴结的临床意义是什么？

答：常见于食管或胃部恶性肿瘤的淋巴结转移（1分）。

（3）左锁骨上淋巴结肿大多见于什么疾病？

答：常见于胃癌转移，胰腺癌转移等（1分）。

二、腋窝淋巴结检查

1. 基础知识

（1）检查方法 检查者用三指（示指、中指、环指）并拢，手指紧贴检查者皮肤，由浅到深进行滑行触诊。检查者左手托患者左前臂，用右手检查患者左侧腋窝；同法检查右侧腋窝。

（2）腋窝共有五组淋巴结 尖群（位于腋窝顶部）、中央群（位于腋窝内侧壁近肋骨及前锯肌处）、胸肌群（位于胸大肌下缘深部）、肩胛下群（位于腋窝后皱襞深部）、外侧群（位于腋窝外侧壁）。

（3）检查顺序 尖群（腋窝顶部）→ 中央群（内侧）→ 胸肌群（前群）→ 肩胛下群（后群）→ 外侧群（外侧）。

（4）检查结果 淋巴结的位置、大小、质地、活动度、有无压痛等。

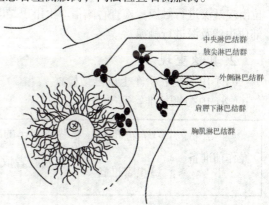

2. 真题重现

（1）18号题：腋窝淋巴结检查

（2）18号题标准答案

操作前准备	①自己准备	做好自己的准备，带上帽子（口述）	1分
	②患者准备	被检查者取坐位或仰卧位；检查者位于患者的右侧（口述）	
操作步骤	①检查部位	腋窝五组淋巴结	4分
	②检查方法	检查者用三指（示指、中指、环指）并拢，手指紧贴检查者皮肤，由浅到深进行滑行触诊	
	③检查顺序	①检查者左手托患者左前臂，用右手检查患者左侧腋窝；同法检查右侧腋窝 ②尖群（腋窝顶部）→ 中央群（内侧）→ 胸肌群（前群）→ 肩胛下群（后群）→ 外侧群（外侧）（1分）	
汇报结果	向考官汇报	报告考官： 该患者腋窝各群淋巴结，未触及肿大的淋巴结；如果触到肿大的淋巴结，要汇报淋巴结的位置、大小、质地、活动度、有无压痛等	1分

3. 考官提问

（1）肺癌、胃癌及乳腺癌最容易转移至何处浅表淋巴结？

答：肺癌常向锁骨上或腋窝淋巴结群转移，尤以向右锁骨上淋巴结转移多见；胃癌多见于向左锁骨上淋巴结转移；乳腺癌多转移至腋窝淋巴结（1分）。

三、滑车上淋巴结检查

1. 基础知识

（1）检查方法 检查者用三指（示指、中指、环指）并拢，手指紧贴检查者皮肤，由浅到深进行滑行触诊。

（2）位置 滑车上淋巴结在肘上肱二、三头肌内侧肌间沟髁上3~4cm。

（3）检查顺序 检查左侧滑车上淋巴结时，考生左手托住被检查者左前臂，用右手向滑车上部位由浅及深进行触摸；检查右侧滑车上淋巴结时，考生右手托住被检查者左前臂，用左手向滑车上部位由浅及深进行触摸。

2. 真题重现

（1）19号题：滑车上淋巴结检查

（2）19号题标准答案

操作前准备	①自己准备	做好自己的准备，带上帽子（口述）	1分
	②患者准备	被检查者取坐位或仰卧位；检查者位于患者的右侧（口述）	

【续表】

操作步骤	①检查部位	双侧滑车上淋巴结	4分
	②检查方法	检查者用三指（示指、中指、环指）并拢，手指紧贴检查者皮肤，由浅到深进行滑行触诊	
	③检查顺序	检查左侧滑车上淋巴结时，考生左手托住被检查者左前臂，用右手向滑车上部位由浅及深进行触摸；检查右侧滑车上淋巴结时，考生右手托住被检查者左前臂，用左手向滑车上部位由浅及深进行触摸（提示：滑车上淋巴结在肘上肱二、三头肌内侧肌间沟髁上 3 ~ 4cm）	
汇报结果	向考官汇报	该患者滑车上淋巴结，未触及肿大的淋巴结；如果触到肿大的淋巴结，要汇报淋巴结的位置、大小、质地、活动度、有无压痛等	1分

四、腹股沟淋巴结检查

1. 基础知识

（1）检查方法 检查者用三指（示指、中指、环指）并拢，手指紧贴检查者皮肤，由浅到深进行滑行触诊。

（2）位置 腹股沟水平组位于沿腹股沟韧带下方；腹股沟垂直组位于沿大隐静脉分布。

（3）检查顺序 腹股沟水平组 → 腹股沟垂直组。

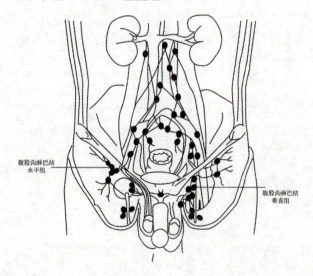

2. 真题重现

（1）20 号题：腹股沟淋巴结检查

（2）20 号题标准答案

操作前准备	①自己准备	做好自己的准备，带上帽子（口述）	1分
	②患者准备	被检查者取仰卧位，考生站在被检查者右侧（口述）	
操作步骤	①检查方法	检查者用三指（示指、中指、环指）并拢，手指紧贴检查者皮肤，由浅到深进行滑行触诊	2分
	②检查顺序	腹股沟水平组（沿腹股沟韧带下方）→腹股沟垂直组（沿大隐静脉分布）	
汇报结果	向考官汇报	报告考官： 该患者腹股沟各群淋巴结，未触及肿大的淋巴结；如果触到肿大的淋巴结，要汇报淋巴结的位置、大小、质地、活动度、有无压痛等	1分

3.考官提问

（1）腹股沟淋巴结肿大并且有触痛，多见于什么疾病？

答：下肢、会阴部的炎症多见（1分）。

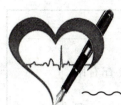

第二章 头颈部检查

第1节 眼

一、外眼检查

（昭昭老师提示：从上往下：①眼睑→②上睑→③睫毛→④眼裂；从外往内：①上眼睑→②下眼睑→③巩膜→④瞳孔）

1.基础知识

（1）从上往下 观察眼睑 → 上睑 → 睫毛 → 眼裂，眼睑无水肿，上睑无下垂，无倒睫，眼裂无闭合障碍。

（2）从内往外 睑结膜 → 巩膜 → 球结膜 → 瞳孔。检查者用右手检查受检者左眼；左手检查右眼，用示指和拇指捏住上睑中外 1/3 交界处的边缘，嘱被检查者向下看，此时轻轻向前下方牵拉，然后示指向下压迫睑板上缘，并与拇指配合将睑缘向上捻转即可将眼睑翻开，观察眼睑有无充血水肿；同样方法检查另一侧。嘱被检查者眼向上看，以拇指轻压下眼睑下缘，充分暴露巩膜与结膜。

（3）瞳孔 正大等圆，瞳孔直径约 3 ~ 4mm。

2.真题重现

（1）21号题：外眼检查

（2）21号题标准答案

操作前准备	①自己准备	做好自己的准备，带上帽子、口罩（口述）	2分
	②患者准备	获得患者同意，让患者取坐位或站立位（口述）	

【续表】

操作步骤	①外部结构	观察眼睑 → 上睑 → 睫毛 → 眼裂	1.5分
	②内部结构	上睑结膜： ①检查者用右手检查受检者左眼；左手检查右眼（0.5分） ②用示指和拇指捏住上睑中外1/3交界处的边缘，嘱被检查者向下看，此时轻轻向前下方牵拉，然后示指向下压迫睑板上缘，并与拇指配合将睑缘向上捻转即可将眼睑翻开（0.5分） ③同样方法检查另一侧（0.5分）	1.5分
		巩膜与球结膜： 嘱被检查者眼向上看，以拇指轻压下眼睑下缘，充分暴露巩膜与结膜（0.5）。	0.5分
汇报结果	向考官汇报	报告老师： ①眼睑无水肿，上睑无下垂，无倒睫，眼裂无闭合障碍 ②巩膜无黄染 ③睑结膜无苍白或充血，球结膜无充血或水肿	2分

3. 考官提问

（1）直接或间接角膜反射消失，多由于什么神经受损伤？

答：三叉神经（1分）。

二、眼球运动

1. 基础知识

（昭昭老师提示：眼睛都和3，4有关，瞳孔直径3～4mm，眼球运动检查距离患者30-40cm，要不怎么勾搭小3，4）

（1）医师置目标物（棉签或手指尖）于受检者眼前30～40cm处，嘱病人固定头位，眼球随目标方向移动，一般按左 → 左上 → 左下，右 → 右上 → 右下 6个方向的顺序进行。

（2）每一方向代表双眼的一对配偶肌的功能，若有某一方向运动受限提示该对配偶肌功能障碍。

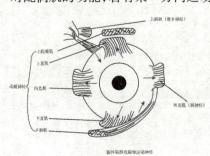

眼外肌群及眼球运动神经

2. 真题重现

（1）22号题：眼球运动

（2）22号题标准答案

操作前准备	①自己准备	做好自己的准备，带上帽子、口罩（口述）	1分
	②患者准备	患者体位：取坐位；检查者体位：检查者站于患者前方（口述）	
操作步骤	具体步骤	①医师置目标物（棉签或手指尖）于受检者眼前30～40cm处，嘱病人固定头位，眼球随目标方向移动，一般按左→左上→左下，右→右上→右下6个方向的顺序进行 ②每一方向代表双眼的一对配偶肌的功能，若有某一方向运动受限提示该对配偶肌功能障碍	3分
汇报结果	向考官汇报	报告老师： 患者眼球各方向活动自如，未见明显的活动受限	1分

三、瞳孔的正常值

（昭昭老师提示：①正常值3～4mm→②变大：阿托品（昭昭速记：看见国内一线女影星"脱"衣服，要说，"啊""脱"了）→③变小：氯丙嗪、吗啡、有机磷杀虫剂（昭昭速记："绿""马""杀虫"）→④不等大（脑外伤、脑肿瘤导致的脑疝患者）

1. 基础知识

（1）瞳孔正常值 瞳孔的正常直径为3～4mm。

（2）瞳孔扩大 见于药物影响（阿托品、可卡因）、临终前患者、外伤、颈交感神经刺激、青光眼绝对期、视神经萎缩等。

（3）瞳孔缩小 多见于药物反应（氯丙嗪、吗啡、毛果芸香碱）、中毒（有机磷杀虫剂）、虹膜炎症等

（4）两侧瞳孔大小不等 多提示有颅内病变如脑外伤、脑肿瘤、脑疝、中枢神经梅毒等。

2. 真题重现

（1）23号题：瞳孔的正常值

（2）23号题标准答案

操作前准备	①自己准备	做好自己的准备，带上帽子、口罩（口述）	1分
	②患者准备	患者体位：取坐位；检查者体位：检查者站于患者前方（口述）	

【续表】

操作步骤	①正常值	瞳孔的正常直径为 3 ~ 4mm	1分
	②瞳孔扩大	多见于药物影响（阿托品、可卡因）、临终前患者、外伤、颈交感神经刺激、青光眼绝对期、视神经萎缩等	1分
	③瞳孔缩小	多见于药物反应（氯丙嗪、吗啡、毛果芸香碱）、中毒（有机磷杀虫剂）、虹膜炎症等	1分
	④两侧瞳孔大小不等	多提示有颅内病变如脑外伤、脑肿瘤、脑疝、中枢神经梅毒等	1分
汇报结果	向考官汇报	报告老师： ①瞳孔的正常直径为 3 ~ 4mm ②瞳孔扩大多见于应用阿托品及临终前患者等 ③瞳孔缩小多见于应用氯丙嗪、吗啡、有机磷杀虫剂等 ④两侧瞳孔大小不等多见于脑外伤、脑肿瘤、脑疝等	1分

3. 考官提问

（1）瞳孔直径正常值是多少？

答：正常人瞳孔直径 3 ~ 4mm（1分）。

（2）双侧瞳孔扩大常见于哪些临床病症？

答：双侧瞳孔扩大常见于脑外伤、颈交感神经刺激、视神经萎缩、阿托品等药物反应（答出 2 项得 1 分）。

（3）左右瞳孔大小不等见于哪些颅内病变？

答：左右瞳孔大小不等常提示有脑疝（0.5 分），脑外伤、脑肿瘤、中枢神经梅毒等（答出 2 项得 0.5 分）。

四、眼的反射

1. 基础知识

（昭昭老师提示：①照一侧瞳孔 → 同侧瞳孔缩小；②照一侧瞳孔 → 对侧瞳孔缩小；注意顺序）

（1）对光反射 ①直接对光反射：用手电筒直接照射瞳孔并观察其动态反应。当眼受到光线刺激后瞳孔立即缩小，移开光源后瞳孔迅速复原；同样的方法检查另一只眼。②间接对光反射：指光线照射一眼时，另一眼瞳孔立即缩小，移开光线，瞳孔扩大；同样的方法检查另一只眼。

（2）集合反射 嘱病人注视 1m 以外的目标（通常是检查者的示指尖），然后将目标逐渐移近眼球（距眼球约 5 ~ 10cm），观察双眼的辐辏变化和瞳孔变化。正常人此时可见双眼内聚，瞳孔缩小。

2. 真题重现

（1）24 号题：对光反射和集合反射

（2）24 号题标准答案

①对光反射

操作前准备	①自己准备	做好自己的准备，带上帽子、口罩（口述）	1分
	②患者准备	获得患者同意，让患者取坐位或站立位（口述）	
	③物品准备	手电筒（口述）	
操作步骤	直接对光反射	①用手电筒直接照射瞳孔并观察其动态反应。当眼受到光线刺激后瞳孔立即缩小，移开光源后瞳孔迅速复原 ②同样的方法检查另一只眼	2分
	间接对光反射	①指光线照射一眼时，另一眼瞳孔立即缩小，移开光线，瞳孔扩大 ②同样的方法检查另一只眼	2分
汇报结果	向考官汇报	瞳孔对光反射迟钝或消失，见于昏迷患者	1分

②集合反射

操作前准备	①自己准备	做好自己的准备，带上帽子、口罩（口述）	1分
	②患者准备	获得患者同意，让患者取坐位或站立位（口述）	
	③物品准备	手电筒（口述）	
操作步骤	集合反射	嘱病人注视1m以外的目标（通常是检查者的示指尖），然后将目标逐渐移近眼球（距眼球约5～10cm），正常人此时可见双眼内聚，瞳孔缩小	2分
	近反射	视物由远至近，同时伴有晶状体的调节，因此，以上双眼内聚、瞳孔缩小和晶状体的调节三者又统称为近反射	2分
汇报结果	向考官汇报	动眼神经功能损害时，睫状肌和双眼内直肌麻痹，集合反射和调节反射均消失	1分

3. 考官提问

（1）哪些颅神经损伤可以导致瞳孔对光反射异常？

答：视神经（0.5分）动眼神经（0.5分）损伤可以导致瞳孔对光反射异常。

第2节 口

扁桃体的检查方法

> （昭昭老师提示：①从上往下：软腭 → 腭垂 → 软腭弓 → 扁桃体；②从前往后：咽后壁）

1. 基础知识

（1）被检查者头略后仰，口张大并发"啊"音，此时医师用压舌板在舌的前 2/3 与后 1/3 交界处迅速下压，此时软腭上抬，在照明的配合下即可见软腭 → 腭垂 → 软腭弓 → 扁桃体 → 咽后壁等。

（2）检查时，应注意咽部黏膜有无充血、水肿、分泌物，反射是否正常，扁头体有无肿大，有无腺样增生，软腭运动是否正常，腭垂是否居中，吞咽有无呛咳等。

（3）扁桃体重大的分度：1 度肿大不超过咽颚弓，2 度肿大超过咽颚弓，3 度肿大超过咽后壁正中线。

（4）扁头体炎的表现：扁头体发炎时，腺体红肿、增大。在扁桃体隐窝内有黄白色分泌物或渗出物形成的苔片状假膜，很容易剥离。

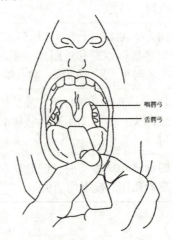

咽腭弓
舌腭弓

2. 真题重现

（1）25 号题：扁桃体的检查方法

（2）25 号题标准答案

操作前准备	①**自己**准备	做好自己的准备，带上帽子、口罩（口述）	1分
	②**患者**准备	获得患者同意，让患者取坐位或站立位；检查者：站于患者前方（口述）	
	③**物品**准备	手电筒和压舌板（口述）	

【续表】

操作步骤	具体步骤	被检查者头略后仰，口张大并发"啊"音，此时医师用压舌板在舌的前2/3与后1/3交界处迅速下压，此时软腭上抬，在照明的配合下即可见软腭 → 腭垂 → 软腭弓 → 扁桃体 → 咽后壁等	2分
汇报结果	向考官汇报	报告考官： 该患者软腭无充血水肿，腭垂居中，扁桃体无肿大无脓性分泌物，咽后壁无充血水肿	1分

3. 考官提问

（1）扁桃体检查主要观察内容是什么？

答：观察扁桃体有无红肿及判断扁桃体肿大的程度（0.5分），其分泌物颜色、性状、是否形成假膜（0.5分）。

（2）咽部检查主要观察哪些内容？

答：观察咽部黏膜有无充血、水肿，分泌物是否增多（0.5分）及扁桃体有无肿大（0.5分）。

（3）扁桃体肿大分度？

答：1度肿大不超过咽颚弓，2度肿大超过咽颚弓，3度肿大超过咽后壁正中线（1分）。

第3节 颈 部

一、甲状腺的检查

1. 基础知识

（1）视诊 观察甲状腺的大小、对称性。

（2）触诊

（昭昭老师提示：①摸峡部：胸骨上切迹 → 甲状软骨 → 吞咽动作；②摸侧叶，一推 → 二钩 → 三摸 → 四吞咽；昭昭老师速记为"推"到"沟"里"摸"再"咽"口水）

①甲状腺峡部 站于受检者前面用拇指或站于受检者后面用示指从胸骨上切迹向上触膜，可感到气管前软组织，判断有无增厚，请受检者吞咽，可感到此软组织在手指下滑动，判断有无长大和肿块。

②甲状腺侧叶 前面触诊：一手拇指施压于一侧甲状软骨，将气管推向对侧，另一手示、中指在对侧胸锁乳突肌后缘向前推挤甲状腺侧叶，拇指在胸锁乳突肌前缘触诊，配合吞咽动作，重复检查，可触及被推挤的甲状腺，用同样方法检查另一侧甲状腺；后面触诊：类似前面触诊。一手示、中指施压于一侧甲状软骨，将气管推向对侧，另一手拇指在对侧胸锁乳突肌后缘向前推挤甲状腺，示、中指在其前缘触诊甲状腺。配合吞咽动作，重复检查，用同样方法检查另一侧甲状腺

（3）听诊 ①当触到甲状腺肿大时，用钟形听诊器直接放在肿大的甲状腺上，如听到低调的连续性静脉"嗡鸣"音，对诊断甲状腺功能亢进症很有帮助。②弥漫性甲状腺肿伴功能亢进者还可听

到收缩期动脉杂音。

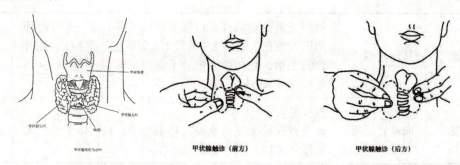

甲状腺触诊（前方）　　　甲状腺触诊（后方）

2. 真题重现
（1）26 号题：甲状腺的检查
（2）26 号题标准答案

操作前准备	①自己准备	做好自己的准备，带上帽子、口罩（口述）	1分
	②患者准备	被检查者：取坐位；检查者：站于患者前方或后方（口述）	
	③物品准备	听诊器（口述）	
操作步骤	①视诊	观察甲状腺的大小、对称性	1分
	②触诊	甲状腺峡部： 站于受检者前面用拇指或站于受检者后面用示指从胸骨上切迹向上触膜，可感到气管前软组织，判断有无增厚，请受检者吞咽，可感到此软组织在手指下滑动，判断有无长大和肿块 甲状腺侧叶： ①前面触诊：一手拇指施压于一侧甲状软骨，将气管推向对侧，另一手示、中指在对侧胸锁乳突肌后缘向前推挤甲状腺侧叶，拇指在胸锁乳突肌前缘触诊，配合吞咽动作，重复检查，可触及被推挤的甲状腺。用同样方法检查另一侧甲状腺。 ②后面触诊：类似前面触诊。一手示、中指施压于一侧甲状软骨，将气管推向对侧，另一手拇指在对侧胸锁乳突肌后缘向前推挤甲状腺，示、中指在其前缘触诊甲状腺。配合吞咽动作，重复检查。用同样方法检查另一侧甲状腺	3分
	③听诊	①当触到甲状腺肿大时，用钟形听诊器直接放在肿大的甲状腺上，如听到低调的连续性静脉"嗡鸣"音，对诊断甲状腺功能亢进症很有帮助 ②另外，在弥漫性甲状腺肿伴功能亢进者还可听到收缩期动脉杂音	1分

【续表】

汇报结果	向考官汇报	报告考官： ①视诊：颈前无明显肿大，两侧对称 ②触诊：甲状腺峡部及侧叶未触及肿大及结节 ③听诊：甲状腺未闻及杂音，如果存在甲亢时，可闻 　　　及血管杂音	1分

3.考官提问

（1）甲状腺异常要从哪些方面描述？

答：视诊甲状腺有无肿大，触诊甲状腺的大小、质地、有无结节、有无异常震颤；听诊有无异常血管杂音（1分）。

（2）典型甲状腺功能亢进症（Graves病）患者作甲状腺触诊时，除发现甲状腺肿大外，还可能会有什么发现？

答：可能触及震颤（1分）。

（3）何谓甲状腺Ⅱ度肿大？

答：甲状腺肿大能看到又能触及，但未超过胸锁乳突肌后缘为Ⅱ度（1分）。

（4）何谓甲状腺Ⅲ度肿大？

答：甲状腺肿大超过胸锁乳突肌后缘为Ⅲ度（1分）。

（5）典型甲亢患者做甲状腺触诊会有什么发现？

答：触及甲状腺肿大，有时能触及结节、震颤（1分）。

（6）甲状腺听诊时，听到低音调的连续性静脉"嗡嗡"音有何意义？

答：常见于甲状腺功能亢进（1分）。

（7）何谓甲状腺"冷结节"？其临床意义是什么？

答：甲状腺扫描的结节分为：正常、热结节、温结节、凉结节、冷结节等。"冷结节"是指甲状腺肿块在扫描图上呈无浓集碘功能的结节，"冷结节"癌变率较高，建议手术切除（1分）。

（8）甲亢多年听心率失常什么音？

答：心率快；甲亢导致房颤，出现第一心音强弱不等，心室率绝对不规则（1分）。

二、气管检查

1.基础知识

将示指与环指分别置于两侧胸锁关节上，然后将中指置于气管之上，观察中指是否在示指与环指中间，或以中指置于气管与两侧胸锁乳突肌之间的间隙，据两侧间隙是否等宽来判断气管有无偏移。

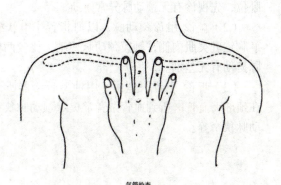

气管检查

2. 真题重现

（1）27 号题：气管检查

（2）27 号题标准答案

操作前准备	①自己准备	做好自己的准备，带上帽子、口罩（口述）	0.5 分
	②患者准备	被检查者取舒适坐位或仰卧位，使颈部处于自然直立状态。检查者：站在被检查者的前面或右侧（口述）	
操作步骤	具体步骤	将示指与环指分别置于两侧胸锁关节上，然后将中指置于气管之上，观察中指是否在示指与环指中间，或以中指置于气管与两侧胸锁乳突肌之间的间隙，据两侧间隙是否等宽来判断气管有无偏移	1.5 分
汇报结果	向考官汇报	报告考官：该患者气管居中，如果中指往哪侧偏移，说明气管往哪侧移位	1 分

3. 考官提问

（1）单侧胸肺疾病，气管向健侧移位，有什么临床意义？

答：气管向健侧移位常见于患侧大量胸腔积液（0.5 分）气胸（0.5 分）等。

（2）男，20 岁，打篮球时，突发左侧胸痛伴憋气 2 小时来诊，体格检查时应该查哪些内容？

答：气管位置，胸部视诊、触诊、叩诊、听诊（1 分）。

（3）气管偏向一侧见于什么疾病？

答：一侧大量的胸腔积液、积气、纵隔肿瘤以及甲状腺左叶肿大，右侧肺不张，右胸膜粘连等（1 分）。

三、颈部血管检查

（昭昭老师提示：①检查内容为颈部静脉和动脉；②检查顺序为视诊 → 触诊 → 听诊）

1. 基础知识

（1）视诊 ①颈静脉检查：被检查者取坐位或半坐位，身体呈 45°，观察颈静脉有无充盈或怒张；颈静脉充盈水平不超过锁骨上缘至下颌角之间的上 2/3 水平。②颈动脉检查：被检查者取坐位或仰卧位，先视诊有无颈动脉异常搏动。

（2）触诊 触诊颈动脉，以拇指置于甲状软骨水平胸锁乳突肌内侧，触摸颈动脉搏动，比较两侧颈动脉搏动有无差别。

（3）听诊 患者取坐位，用钟型听诊器听诊，如在颈部大血管区听到血管杂音常提示颈动脉狭窄、椎动脉狭窄等。

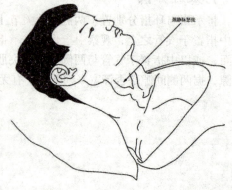

颈静脉怒张

2. 真题重现

（1）28 号题：颈部血管检查

（2）28 号题标准答案

操作前准备	①自己准备	做好自己的准备，带上帽子、口罩（口述）	1 分
	②患者准备	患者取合适体位；检查者站于患者前方或后方（口述）	
	③物品准备	听诊器（口述）	
操作步骤	①视诊	①颈静脉检查：被检查者取坐位或半坐位，身体呈 45°，观察颈静脉有无充盈或怒张（颈静脉充盈水平不超过锁骨上缘至下颌角之间的上 2/3 水平） ②颈动脉检查：被检查者取坐位或仰卧位，先视诊有无颈动脉异常搏动	4 分
	②触诊	触诊颈动脉，以拇指置于甲状软骨水平胸锁乳突肌内侧，触摸颈动脉搏动，比较两侧颈动脉搏动有无差别	
	③听诊	患者取坐位，用听诊器听诊，如在颈部大血管区听到血管杂音常提示颈动脉狭窄、椎动脉狭窄等	
汇报结果	向考官汇报	报告考官： ①该患者颈静脉无明显充盈和怒张，颈静脉怒张的定义是其充盈水平，超过了锁骨上缘至下颌角之间的上 2/3 水平；颈动脉无异常搏动 ②触摸颈动脉搏动，两侧颈动脉搏动正常 ③颈部未闻及明显血管杂音，当颈静脉血流增多时，可闻及颈静脉的营营音，当颈动脉狭窄时，可闻及动脉杂音	1 分

3. 考官提问

（1）被检者坐位时颈静脉明显充盈或颈静脉怒张，有什么临床意义？

答：常见于有心功能不全、上腔静脉阻塞综合征及心包积液等（答出 2 项得 1 分）。

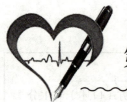

第三章　胸部检查

第1节　胸部视诊

一、胸部的体表标志

1.基础知识

（1）4个窝

胸骨上窝	胸骨柄上方的凹陷部，正常气管位于其后
锁骨上窝	为锁骨上方的凹陷部，相当于两肺上叶肺尖的上部
锁骨下窝	为锁骨下方的凹陷部，下界为第3肋骨下缘，相当于两肺上叶肺尖的下部
腋窝	为上肢内侧与胸壁相连的凹陷部

（2）3个角

胸骨角	①称 Louis 角，由胸骨柄与胸骨体的连接处向前突起而成。 ②两侧分别与左右第2肋软骨连接，为计数肋骨和肋间隙顺序的主要标志，胸骨角还标志支气管分叉、心房上缘和上下纵隔交界及相当于第5胸椎水平
肩胛下角	①肩胛骨的下端的圆钝的角度称肩胛下角 ②被检查者取直立位两上肢自然下垂时，肩胛下角可作为第7或第8肋骨水平的标志或相当于第8胸椎的水平。此可作为后胸部计数肋骨的标志
肋脊角	为第12肋骨与脊柱构成的夹角。其前为肾脏和输尿管上端所在的区域

（3）4个区

肩胛上区	为肩胛冈以上的区域，其外上界为斜方肌的上缘；相当于上叶肺尖的下部
肩胛区	为肩胛冈以下的肩胛骨内的区域
肩胛间区	为两肩胛骨内缘之间的区域。后正中线将此区分为左右两部
肩胛下区	为两肩胛下角的连线与第12胸椎水平线之间的区域

（4）9个线（昭昭老师提示：考生须重点区分"胸骨线"和"胸骨旁线"，不要混淆）

前正中线	即胸骨中线。为通过胸骨正中的垂直线。即其上端位于胸骨柄上缘的中点，向下通过剑突中央的垂直线
胸骨线	紧贴胸骨边缘的平行于前正中线的水平线
胸骨旁线	为通过胸骨线和锁骨中线中间的垂直线
锁骨中线	通过锁骨的肩峰端与胸骨端两者中点的垂直线即通过锁骨中点向下的垂直线
腋前线	通过腋窝前皱襞沿前侧胸壁向下的垂直线
腋中线	自腋窝顶端于腋前线和腋后线之间向下的垂直线
腋后线	为通过腋窝后皱襞沿后侧胸壁向下的垂直线
肩胛线	双臂下垂时通过肩胛下角与后正中线平行的垂直线
后正中线	即脊柱中线，为通过椎骨棘突，或沿脊柱正中下行的垂直线

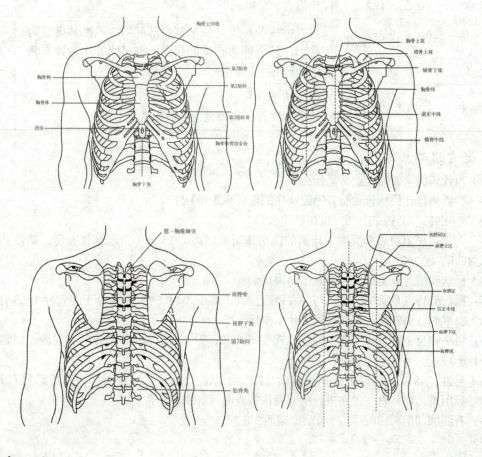

2. 真题重现

（1）29号题：请在患者身上指出胸骨上窝、胸骨角、锁骨中线、肩胛上区及第7颈椎棘突。

（2）29 号题标准答案

操作前准备	①自己准备	做好自己的准备，带上帽子、口罩（口述）	2 分
	②患者准备	被检查者取坐位，充分暴露前胸，考生站在被检查者右侧（口述）	
操作步骤	胸骨上窝	胸骨柄上方的凹陷部，正常气管位于其后（0.5 分）	0.5 分
	胸骨角	称 Louis 角，由胸骨柄与胸骨体的连接处向前突起而成。其两侧分别与左右第 2 肋软骨连接，为计数肋骨和肋间隙顺序的主要标志。胸骨角还标志支气管分叉、心房上缘和上下纵隔交界及相当于第 5 胸椎的水平（1 分）	1 分
	锁骨中线（左、右）	通过锁骨的肩峰端与胸骨端两者中点的垂直线。即通过锁骨中点向下的垂直线（0.5 分）	0.5 分
	肩胛上区（左、右）	为肩胛冈以上的区域，其外上界为斜方肌的上缘。相当于上叶肺尖的下部（0.5 分）	0.5 分
	第七颈椎棘突	后正中线的标志。位于颈根部的第 7 颈椎棘突最为突出，其下即为胸椎的起点，常以此处作为计数胸椎的标志（1 分）	1 分
汇报结果	向考官汇报	报告结果：要求考生背住每个概念并在患者身上指出。	1 分

3.考官提问

（1）胸骨角的主要临床意义是什么？

答：胸骨角是计数肋骨和肋骨间隙顺序的重要标志（1 分）。

（2）"三凹征"为哪三个凹？机理是什么？

答：大气道梗阻患者吸气时，当胸腔内负压明显增高（0.5 分）引起胸骨上窝、锁骨上窝和肋间隙向内凹陷（0.5 分）。

（3）桶状胸的特点是什么？常见于何种疾病？

答：桶状胸特点是胸廓前后径与左右径之比大于等于 1（0.5 分），常见于肺气肿（0.5 分）。

（4）扁平胸、桶状胸、鸡胸各见于什么疾病？

答：扁平胸见于瘦长体型者、慢性消耗性疾病患者等。桶状胸见于严重的肺气肿。鸡胸见于佝偻病（1 分）。

（5）男性，48 岁。晨起出现颈部活动受限，予以针灸治疗，半小时后，突然感觉右侧胸痛，进行性呼吸困难，口唇发绀，在进行胸部视诊检查时可有哪些异常？

答：右侧胸部饱满（0.5）、呼吸动度减弱（0.5）。

二、胸廓视诊

1. 基础知识

（昭昭老师提示：叙述顺序为①对称 → ②畸形和隆起 → ③ 1:1.5）

（1）观察胸廓形状，两侧是否对称。

（2）胸廓有无畸形和局部隆起。

（3）正常胸廓两侧对称，呈椭圆形，前后径与左右径之比约为 1:1.5。

（4）注意事项：昭昭老师提示这个主要是考生学会口述，避免一张口，不知道说什么。

2. 真题重现

（1）30 号题：胸廓视诊

（2）30 号题标准答案

操作前准备	①自己准备	做好自己的准备，带上帽子、口罩（口述）	1分
	②患者准备	被检查者取仰卧位或坐位，充分暴露前胸和胸背部，考生站在被检查者右侧（坐位时站在被检查者前面或后面）（口述）	
操作步骤	具体步骤	①观察胸廓形状，两侧是否对称 ②胸廓有无畸形和局部隆起 ③正常胸廓两侧对称，呈椭圆形，前后径与左右径之比约为 1：1.5	1分
汇报结果	向考官汇报	报告考官： 胸廓两侧对称；无明显畸形和异常隆起；胸廓前后径与左右径之比约为 1：1.5	1分

三、胸壁视诊检查

1. 基础知识

（昭昭老师提示：①叙述顺序为皮肤共性 → 皮肤个性；②共性：皮肤正常、无溃疡、窦道、瘢痕、色素沉着、皮疹等；③皮肤个性：胸部是无静脉有无充盈、曲张，无蜘蛛痣；腹部是静脉有无充盈、曲张，无胃肠型及蠕动波；乳房是无橘皮样改变、无酒窝征；手是无肌肉萎缩；下肢是无静脉曲张）

（1）胸壁皮肤有无溃疡、窦道、瘢痕、色素沉着、皮疹等。

（2）胸壁静脉有无充盈、曲张，有无蜘蛛痣。

（3）注意事项：昭昭老师提示这个主要是考生学会口述，避免一张口，不知道说什么。

2. 真题重现

（1）31 号题：胸壁视诊检查

（2）31 号题标准答案

操作前准备	①自己准备	做好自己的准备，带上帽子、口罩（口述）	1分
	②患者准备	被检查者取仰卧位或坐位，充分暴露前胸部，考生站在被检查者前面或右侧（口述）	
操作步骤	具体步骤	①胸壁皮肤有无溃疡、窦道、瘢痕、色素沉着、皮疹 ②胸壁静脉有无充盈、曲张，有无蜘蛛痣	1.5分
汇报结果	向考官汇报	报告考官： 胸壁皮肤正常，无溃疡、无窦道、无瘢痕、无色素沉着、无皮疹；胸壁静脉无充盈、曲张；无蜘蛛痣	1分

3. 考官提问

（1）女性，20岁。反复发热2周，查血常规疑为急性白血病，进行胸壁检查时应注意检查哪些内容？

答：皮肤有无瘀点（或出血点）、瘀斑（0.5分），胸骨有无压痛（0.5分）。

四、呼吸运动检查

1. 基础知识

昭昭老师提示：叙述顺序为①类型 → ②频率 → ③节律 → ④幅度

（1）呼吸运动类型 ①正常男性和儿童的呼吸以膈肌运动为主，胸廓下部及上腹部的动度较大，而形成腹式呼吸。②女性的呼吸则以肋间肌的运动为主，故形成胸式呼吸。

（2）呼吸频率 ①计数呼吸频率。②静息状态下，呼吸为 12 ~ 20 次 / 分，与脉搏之比为 1：4。新生儿呼吸约 44 次 / 分，随着年龄的增长而逐渐减慢。

（3）呼吸节律 节律是否均匀而整齐。

（4）呼吸幅度 是否过大或过小。

2. 真题重现

（1）32 号题：呼吸运动检查

（2）32 号题标准答案

| 操作前准备 | ①自己准备 | 做好自己的准备，带上帽子、口罩（口述） | 1分 |
| | ②患者准备 | 被检查者取坐位或仰卧位，充分暴露前胸部，考生站在被检查者前面或右侧（口述） | |

【续表】

操作步骤	①呼吸运动类型	①正常男性和儿童的呼吸以膈肌运动为主，胸廓下部及上腹部的动度较大，而形成腹式呼吸 ②女性的呼吸则以肋间肌的运动为主，故形成胸式呼吸	2分
	②呼吸频率	①计数呼吸频率（1分钟） ②静息状态下，呼吸为 12～20 次/分，与脉搏之比为 1:4。新生儿呼吸约 44 次/分，随着年龄的增长而逐渐减慢。	
	③呼吸节律	节律是否均匀而整齐	
	④呼吸幅度	是否异常	
汇报结果	向考官汇报	报告考官： 被检查者腹（胸）式呼吸，呼吸频率 ** 次/分，节律规整，呼吸运动幅度正常	1分

3. 考官提问

（1）正常呼吸频率是多少，呼吸频率增快见于什么疾病？

答：正常呼吸频率是 12～20 次/分。呼吸频率增快见于发热、甲亢、贫血等（1分）。

（2）左侧大量胸腔积液患者在胸部视诊检时，可发现哪些异常体征？

答：呼吸浅快，左侧呼吸运动减弱，左侧胸廓饱满（1分）。

第2节　胸部触诊

一、胸廓扩张度检查

1. 基础知识

（1）前方检查 ①检查者两手置于被检查者胸廓下面的前侧部，左右拇指分别沿两侧肋缘指向剑突，拇指尖在前正中线两侧对称部位，而手掌和伸展的手指置于前侧胸壁。②嘱患者作深呼吸运动，观察比较两手的动度是否一致。

（2）后方检查 ①两手置于被检查者背部，相当于第10肋软骨水平，拇指与中线平行，并将两侧皮肤向中线轻推。②嘱患者作深呼吸运动，观察比较两手的动度是否一致。

（昭昭老师提示：时候 ="10""后"，即后方检查胸廓扩张度，将手放第10肋）

检查项目	手放置位置	昭昭老师速记
心包摩擦感	第3～4肋间	用"心包"养小"3,4"

【续表】

胸膜摩擦感	第 5 ~ 6 肋间	"捂（5）""胸"
胸廓扩张度检查（后方检查）	第 10 肋间	"时（10）""候（后）"
脾触诊	第 9 ~ 11 肋间	"啤（脾）""酒（9）"

（3）注意事项：昭昭老师提示这个后方触诊，必须明确记住把手放在第几肋。

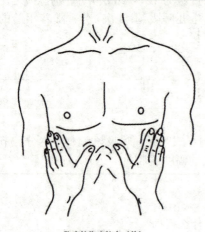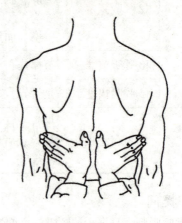

胸廓扩张度检查（前）　　　　　　　　胸廓扩张度检查（后）

2. 真题重现
（1）33 号题：胸廓扩张度检查（前）
（2）33 号题标准答案

操作前准备	①自己准备	做好自己的准备，带上帽子（口述）	1分
	②患者准备	被检查者取坐位或仰卧位，充分暴露前胸部，考生站在被检查者前面或右侧（口述）	
操作步骤	具体步骤	①检查者两手置于被检查者胸廓下面的前侧部，左右拇指分别沿两侧肋缘指向剑突，拇指尖在前正中线两侧对称部位，而手掌和伸展的手指置于前侧胸壁（1分） ②嘱患者作深呼吸运动，观察比较两手的动度是否一致	2分
汇报结果	向考官汇报	报告考官： 双侧胸廓扩张度对称一致，如果一侧气胸或胸腔积液时，会导致该侧胸廓扩张度降低	1分

3. 考官提问
（1）胸廓扩张度检查的意义。

答：正常人两侧的胸廓扩张度相等，如一侧胸廓扩张受限，可见于大量胸腔积液、气胸、胸膜增厚和肺不张等（1分）。

二、语音震颤检查

1. 基础知识

（昭昭老师提示：操作要点是，前3后4，逐渐向外）

（1）检查者将左右手掌的尺侧缘或掌面轻放于两侧胸壁的对称部位，然后嘱被检查者用同等的强度重复发"yi"长音，自上至下，从内到外比较两侧相应部位语音震颤的异同。

（2）注意有无增强或减弱，语音震颤检查的部位及顺序。

2. 真题重现

（1）34号题：语音震颤检查

（2）34号题标准答案

操作前准备	①自己准备	做好自己的准备，带上帽子（口述）	
	②患者准备	被检查者取坐位或仰卧位，充分暴露前胸部或胸背部，考生站在被检查者前面或右侧；坐位时站在被检查者前面或后面（口述）	1分
操作步骤	具体步骤	检查者将左右手掌的尺侧缘或掌面轻放于两侧胸壁的对称部位，然后嘱被检查者用同等的强度重复发"yi"长音，自上至下，从内到外比较两侧相应部位语音震颤的异同，注意有无增强或减弱，语音震颤检查的部位及顺序	1.5分
汇报结果	向考官汇报	双侧语音震颤对称一致	1分

3. 考官提问

（1）简述语音震颤的原理。

答：当被检查者发出语言时，声波起源于喉部，沿气管、支气管及肺泡，传导胸壁所引起共鸣的振动。可由检查者的双手触及，故又称触觉语颤。根据其振动的增强或减弱，可判断胸内病变的性质（1分）。

三、胸膜摩擦感检查

1. 基础知识

（1）考生将手掌平放于被检查者前下侧胸部或腋中线第5、6肋间处。

（昭昭老师速记："捂（5）""胸"）

（2）嘱被检查者深慢呼吸，注意吸气相和呼气相时有无如皮革互相摩擦的感觉；嘱被检查者屏住呼吸，重复前述检查。

（3）注意事项：昭昭老师提示这个后方触诊，必须明确记住把手放在第几肋。

2. 真题重现

（1）35号题：胸膜摩擦感检查

（2）35号题标准答案

操作前准备	①自己准备	做好自己的准备，带上帽子（口述）	1分
	②患者准备	被检查者取坐位或仰卧位，充分暴露前胸部，考生站在被检查者前面或右侧（口述）	
操作步骤	具体步骤	①考生将手掌平放于被检查者前下侧胸部或腋中线第5、6肋间处 ②嘱被检查者深慢呼吸，注意吸气相和呼气相时有无如皮革互相摩擦的感觉；嘱被检查者屏住呼吸，重复前述检查	1.5分
汇报结果	向考官汇报	报告结果： 该患者未闻及胸膜摩擦感	1分

第3节 胸部叩诊

一、平静呼吸时胸（肺）部间接叩诊检查的方法和顺序

1. 基础知识

（1）考生将左手中指第2指节紧贴于叩诊部位，其他手指稍抬起。勿与体表接触。右手指自然弯曲，用中指指端叩击左手中指末端指关节处或第2节指骨的远端。板指平贴肋间隙，与肋骨平行，逐个肋间进行叩诊。叩肩胛间区时，板指应与脊柱平行。叩击方向应与叩诊部位的体表垂直。叩诊时以腕关节与掌指关节的活动为主，叩击动作要灵活、短促、富有弹性。叩击后右手中指应立即抬起，以免影响对叩诊音的判断。同一部位可连续叩击2～3次。

（2）自锁骨上窝开始，然后沿锁骨中线、腋前线自第1肋间隙从上至下逐一肋间隙进行叩诊。

（3）先检查前胸，其次检查侧胸，最后为背部。

（4）检查侧胸时，嘱被检查者举起上臂置于头部，自腋窝开始沿着腋中线、腋后线叩诊，向下检查至肋缘。

（5）最后检查背部，被检查者向前稍低头，双手交叉抱肘，尽可能使肩胛骨移向外侧方，上半身略向前倾斜，叩诊自肺尖开始，沿肩胛线逐一肋间隙向下检查，直至肺底膈活动范围被确定为止。

（6）叩诊时应遵循左右、上下、内外对比的原则。

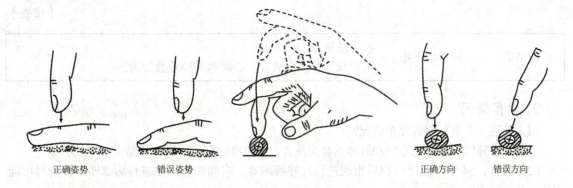

正确姿势	错误姿势		正确方向	错误方向
叩诊时手指放置于体表的姿势		间接叩诊法的姿势		叩诊时手指的方向

2. 真题重现

（1）36 号题：胸（肺）部间接叩诊

（2）36 号题标准答案

操作前准备	①**自己**准备	做好自己的准备，带上帽子（口述）	1分
	②**患者**准备	被检查者取仰卧位或坐位，充分暴露前胸部和胸背部，考生站在被检查者右侧（坐位时站在被检查者前面或后面）（口述）	
操作步骤	①肺部间接叩诊手法	①考生将左手中指第 2 指节紧贴于叩诊部位，其他手指稍抬起。勿与体表接触。右手指自然弯曲，用中指指端叩击左手中指末端指关节处或第 2 节指骨的远端。（1 分） ②板指平贴肋间隙，与肋骨平行，逐个肋间进行叩诊。叩肩胛间区时，板指应与脊柱平行（1 分）。 ③叩击方向应与叩诊部位的体表垂直。叩诊时以腕关节与掌指关节的活动为主，叩击动作要灵活、短促、富有弹性。叩击后右手中指应立即抬起，以免影响对叩诊音的判断（1 分）。 ④同一部位可连续叩击 2 ~ 3 次（1 分）。	6.5 分
	②胸（肺）部叩诊顺序	①自**锁骨上窝**开始，然后沿**锁骨中线、腋前线**自**第 1 肋间隙**从上至下逐一肋间隙进行叩诊（0.5 分）。 ②先检查**前胸**，其次检查**侧胸**，最后为**背部**（0.5 分）。 ③检查侧胸时，嘱被检查者举起上臂置于头部，自腋窝开始沿着**腋中线、腋后线**叩诊，向下检查至肋缘（1 分）。 ④最后检查**背部**，被检查者向前稍低头，双手交叉抱肘，尽可能使肩胛骨移向外侧方，上半身略向前倾斜，叩诊自**肺尖**开始，沿**肩胛线**逐一肋间隙向下检查，直至肺底膈活动范围被确定为止（1 分）。	

汇报结果	向考官汇报	报告结果： 正常双肺叩诊为清音，心肺和肝肺重叠处为浊音	1分

3.考官提问

（1）简述正常胸部叩音分布情况？

答：正常肺野为清音，心肺和肝肺重叠为浊音，为重叠的肝，心脏部位是实音（1分）。

（2）女性，54岁，搬运重物后出现进行性呼吸困难、右侧胸痛。在进行胸部叩诊检查时可能主要有什么发现？

答：右侧胸部叩诊呈鼓音（0.5分），左侧胸部叩诊音正常（0.5分）。

（3）男性，24岁。受凉后出现寒战、高热2天，体温达40℃，体检发现右胸部语音震颤和语音共振明显增强，该患者右胸部叩诊可发现什么体征？

答：叩诊为浊音或实音（1分）。

二、肺上界叩诊检查

1.基础知识

昭昭老师提示：操作步骤①斜方肌中点→先向外，清音变浊音→再向内，清音变浊音

（1）叩诊方法 自斜方肌前缘中央部开始叩诊为清音，逐渐叩向外侧，当由清音变为浊音时，即为肺上界的外侧终点。然后再由上述中央部叩向内侧，直至清音变为浊音时，即为肺上界的内侧终点。该清音带的宽度即为肺尖的宽度，正常为5cm，又称Kronig峡。

（2）意义 因右肺尖位置较低，且右侧肩胛带的肌肉较发达，故右侧较左侧稍窄。

（3）疾病情况 肺上界变狭或叩诊浊音，常见于肺结核所致的肺尖浸润，纤维性变及萎缩；肺上界变宽，叩诊稍呈过清音，则常见于肺气肿的患者。

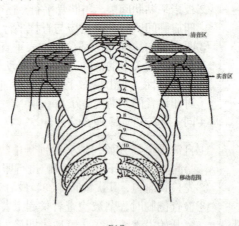

肺上界

2.真题重现

（1）37号题：肺上界叩诊检查

（2）37号题标准答案

操作前准备	①自己准备	做好自己的准备，带上帽子（口述）	1分
	②患者准备	被检查者取仰卧位或坐位，充分暴露前胸部和胸背部，考生站在被检查者右侧（口述）	
操作步骤	具体步骤	①叩诊方法：自斜方肌前缘中央部开始叩诊为清音，逐渐叩向外侧，当由清音变为浊音时，即为肺上界的外侧终点。然后再由上述中央部叩向内侧，直至清音变为浊音时，即为肺上界的内侧终点。该清音带的宽度即为肺尖的宽度，又称Kronig峡②正常为5cm	3分
汇报结果	向考官汇报	报告考官：肺上界的宽度大约是5cm	1分

三、肺下界叩诊检查

1.基础知识

昭昭老师提示：叩诊一共5条线，右锁骨中线第6肋（清音→实音，定位靠胸骨角），腋中线第8肋（清音→浊音，定位靠乳头），腋后线第10肋（清音→浊音，定位靠肩胛下角）

（1）嘱被检查者均匀呼吸，板指平贴肋间隙，与肋骨平行，逐个肋间进行叩诊。

（2）分别检查右锁骨中线、左右腋中线和左右肩胛线处肺下界的位置。

（3）在右锁骨中线当清音→实音时为肺下界；在左右腋中线和左右肩胛线当清音→浊音时为肺下界。

（4）正常结果：平静呼吸时位于锁骨中线第6肋间隙上，腋中线第8肋间隙上，肩胛线第10肋间隙上。

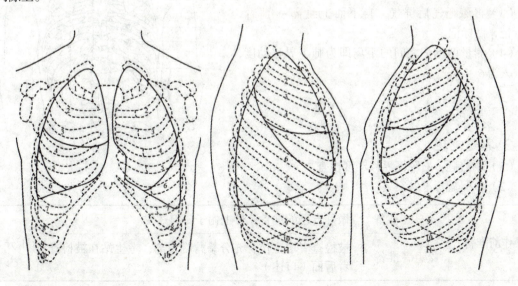

2.真题重现

（1）38号题：肺下界叩诊检查

（2）38号题标准答案

操作前准备	①自己准备	做好自己的准备，带上帽子（口述）	1分
	②患者准备	被检查者取仰卧位或坐位，充分暴露前胸部和胸背部，考生站在被检查者右侧（口述）	
操作步骤	具体步骤	①嘱被检查者均匀呼吸，板指平贴肋间隙，与肋骨平行，逐个肋间进行叩诊（0.5分） ②分别检查右锁骨中线、左右腋中线和左右肩胛线处肺下界的位置（0.5分） ③在右锁骨中线当清音→实音时为肺下界；在左右腋中线和左右肩胛线当清音→浊音时为肺下界（0.5分） ④正常结果：平静呼吸时位于锁骨中线第6肋间隙上，腋中线第8肋间隙上，肩胛线第10肋间隙上（1分）	5.5分
汇报结果	向考官汇报	报告老师： 肺下界位于锁骨中线第6肋间隙上，腋中线第8肋间隙上，肩胛线第10肋间隙上	2分

四、右肺下界移动度检查

1.基础知识

（1）先于平静呼吸时在右肩胛线上叩出肺下界。

（2）然后嘱被检查者深吸气后屏气，同时向下叩诊，在清音→浊音时做一标记。

（3）再深呼气后屏气，自下而上浊音→清音，做标记，做标记。

（4）测量两标记之间的距离即为肺下界移动度，正常人为6～8cm。

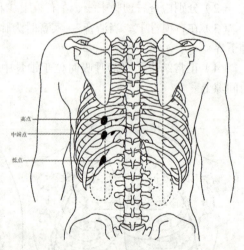

肺下界移动度-高点与低点之间的距离

2.真题重现

（1）39号题：右肺下界移动度检查

（2）39号题标准答案

操作前准备	①自己准备	做好自己的准备，带上帽子（口述）	1分
	②患者准备	被检查者取坐位，充分暴露胸背部，考生站在被检查者后面（口述）	

【续表】

操作步骤	具体步骤	①先于平静呼吸时在右肩胛线上叩出肺下界（1分） ②然后嘱被检查者深吸气后屏气，同时向下叩诊，在清音→浊音时做一标记（1分） ③再深呼气后屏气，自下而上浊音→清音，做标记（1分） ④测量两标记之间的距离即为肺下界移动度（0.5分）	3.5分
汇报结果	向考官汇报	报告考官： 被检查者肺下界移动度正常人为6～8cm	1分

3.考官提问

（1）正常成人肺下界移动度范围是多少？

答：正常成人肺下界移动度6～8厘米（1分）。

（2）慢性阻塞性肺气肿胸部叩诊可出现的体征是什么？

答：过清音（0.5分），肺下界下移、肺下界移动度变小（0.5分）。

第4节　胸部听诊

一、肺部听诊检查

1.基础知识

（1）听诊的顺序一般由肺尖开始，自上而下分别检查前胸部→侧胸部→背部，与叩诊相同，听诊前胸部应沿锁骨中线和腋前线；听诊侧胸部应沿腋中线和腋后线；听诊背部应沿肩胛线，自上至下逐一肋间进行，而且要在上下、左右对称的部位进行对比。

（2）被检查者微张口作均匀的呼吸，必要时可做较深的呼吸或咳嗽数声后立即听诊，这样更有利于察觉呼吸音及附加音的改变。

（3）除了一般听诊外，还需听诊：语音共振和胸膜摩擦音。

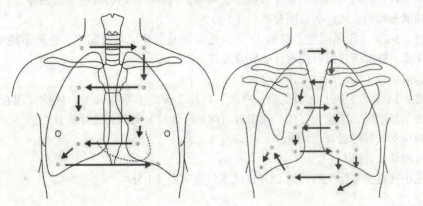

2. 真题重现

（1）40号题：肺部听诊

（2）40号题标准答案

操作前准备	①自己准备	做好自己的准备，带上帽子（口述）	1分
	②患者准备	被检查者取仰卧位或坐位，充分暴露前胸部，考生站在被检查者右侧（口述）	
	③物品准备	听诊器	
操作步骤	具体步骤	①一般听诊：听诊的顺序一般由肺尖开始，自上而下分别检查前胸部→侧胸部→背部，与叩诊相同，听诊前胸部应沿锁骨中线和腋前线；听诊侧胸部应沿腋中线和腋后线；听诊背部应沿肩胛线，自上至下逐一肋间进行，而且要在上下、左右对称的部位进行对比；被检查者微张口作均匀的呼吸，必要时可做较深的呼吸或咳嗽数声后立即听诊，这样更有利于察觉呼吸音及附加音的改变 ②语音共振：检查者将听诊器放于两侧胸壁的对称部位，然后嘱被检查者用同等的强度重复发"yi"长音，自上至下，从内到外比较两侧相应部位语音共振的异同，注意有无增强或减弱 ③胸膜摩擦音：考生将听诊器的模型体件置于前下侧胸壁或腋中线第5～6肋间等处进行听诊，嘱被检查者屏住呼吸或深呼吸时重复听诊，胸膜摩擦音在吸气末与呼气初明显，屏住呼吸时胸膜摩擦音消失，深呼吸时增强	4.5分
汇报结果	向考官汇报	双肺呼吸音是否清晰、有无增强或减弱，有无异常呼吸音，有无啰音，有无胸膜摩擦音，语音共振有无增强或减弱	0.5分

3. 考官提问

（1）哮喘患者发展时可出现严重呼气性呼吸困难，胸部听诊时有哪些重要的体征？

答：两肺满布哮鸣音或呼吸音明显减弱（1分）。

（2）女性，56岁。患风湿性心脏病15年，近来渐觉劳累后呼吸困难，夜间不能平卧，咳嗽，咳粉红色泡沫痰。肺部听诊时可能有什么异常发现？

答：两肺湿罗音（0.5分），可伴有哮鸣音（0.5分）。

（3）男性，24岁。工地上淋雨受凉、寒战、高热2天，体温达40℃，体检发现右胸部语音震颤和语音共振明显增强，叩诊为实性，该患者右胸部听诊时刻听到什么呼吸音？

答：可听到支气管呼吸音（1分）。

（4）呼气相延长意义？

答：多见于气道狭窄性疾病，如COPD或支气管哮喘（1分）。

二、语音共振检查

（昭昭老师提示：跟语音震颤一样，只不过是把手换成听诊器而已）

1. 基础知识

检查者将听诊器放于两侧胸壁的对称部位，然后嘱被检查者用同等的强度重复发"yi"长音，自上至下，从内到外比较两侧相应部位语音共振的异同，注意有无增强或减弱。

2. 真题重现

（1）41 号题：

（2）41 号题标准答案

操作前准备	①自己准备	做好自己的准备，带上帽子（口述）	1分
	②患者准备	被检查者取坐位或仰卧位，充分暴露前胸部或胸背部，考生站在被检查者前面或右侧；坐位时站在被检查者前面或后面（口述）	
	③物品准备	听诊器	
操作步骤	具体步骤	检查者将听诊器放于两侧胸壁的对称部位，然后嘱被检查者用同等的强度重复发"yi"长音，自上至下，从内到外比较两侧相应部位语音共振的异同，注意有无增强或减弱	3分
汇报结果	向考官汇报	双侧语音共振对称一致	1分

3. 考官提问

（1）语音共振时耳语音增强的临床意义是什么？

答：耳语音增强常见于大范围肺实变等（1分）。

三、胸膜摩擦音检查

（昭昭老师提示：跟胸膜摩擦感检查一样，只不过是把手换成听诊器而已）

1. 基础知识

（1）考生将听诊器的模型体件置于前下侧胸壁或腋中线第 5 ~ 6 肋间等处进行听诊。

（2）嘱被检查者屏住呼吸或深呼吸时重复听诊。

（3）胸膜摩擦音在吸气末与呼气初明显，屏住呼吸时胸膜摩擦音消失，深呼吸时增强。

2. 真题重现

（1）42 号题：

（2）42 号题标准答案

操作前准备	①自己准备	做好自己的准备，带上帽子（口述）	1分
	②患者准备	被检查者取仰卧位或坐位，充分暴露前胸部,，考生站在被检查者右侧或前面（口述）	
	③物品准备	听诊器	
操作步骤	具体步骤	①考生将听诊器的模型体件置于前下侧胸壁或腋中线第5～6肋间等处进行听诊 ②嘱被检查者屏住呼吸或深呼吸时重复听诊 ③胸膜摩擦音在吸气末与呼气初明显，屏住呼吸时胸膜摩擦音消失，深呼吸时增强	3分
汇报结果	向考官汇报	报告考官： 该患者未闻及明显的胸膜摩擦音	1分

3.考官提问

（1）肺听诊除了摩擦音还要注意什么音？

答：正常的呼吸音如：支气管呼吸音、支气管肺泡呼吸音、肺泡呼吸音；及异常的呼吸音如湿啰音、干啰音等异常杂音（1分）。

第5节 乳房检查

一、乳房视诊检查

（昭昭老师提示：从外周向中央，描述顺序：①对称 → ②乳房皮肤（共性＋个性）→ ③乳头）

1.基础知识

（1）两侧乳房是否对称。

（2）皮肤有无发红、溃疡、橘皮样改变等。

（3）乳头的位置、大小、对称性，乳头有无内缩和分泌物。

2.真题重现

（1）43号题：乳房视诊检查

（2）43号题标准答案

操作前准备	①自己准备	做好自己的准备，带上帽子（口述）	1分
	②患者准备	被检查者取仰卧位或坐位，充分暴露前胸部，考生站在被检查者右侧或前面（口述）	

【续表】

操作步骤	具体步骤	①两侧乳房是否对称（0.5分） ②皮肤有无发红、溃疡、橘皮样改变等（1分） ③乳头的位置、大小、对称性，乳头有无内缩（0.5分） 　和分泌物（0.5分）	3分
汇报结果	向考官汇报	报告考官： 乳房两侧对称；皮肤正常无溃疡、窦道、瘢痕、色素沉着、皮疹等；乳头居中，无内陷、偏斜，乳头表面无异常分泌物	1分

3. 考官提问

（1）近期出现乳头内陷，最常见的原因是什么？

答：近期出现乳头内陷最常见的原因为乳腺癌或炎症（1分）。

（2）乳房皮肤呈"橘皮"样变的临床意义是什么？

答：提示乳腺恶性肿瘤可能（1分）。

（3）什么原因及机理导致乳房皮肤"橘皮"样变？

答：多见于癌肿引起的乳房局部皮肤水肿（0.5分），为癌细胞阻塞皮肤淋巴管所致。因为毛囊和毛孔明显下陷，故局部皮肤外观呈橘皮样改变（0.5分）。

二、乳房触诊检查

昭昭老师提示：①摸乳房（左侧顺时针，右侧逆时针）→②摸乳头→③挤乳头

1. 基础知识

（1）检查者的手指和手掌应平置在乳房上，应用指腹，轻施压力，以旋转或来回滑动进行触诊；触诊先由健侧乳房开始，后检查患侧。

（2）检查左侧乳房时由外上象限开始，然后顺时针方向进行，由浅入深触诊，外上→外下→内下→内上直至4个象限。检乳房病变的定位与划区检查完毕为止，最后触诊乳头。

（3）以同样方式检查右侧乳房，但沿逆时针方向进行，触诊乳房时应着重注意有无红肿、热痛和包块。乳头有无硬结、弹性消失和分泌物。

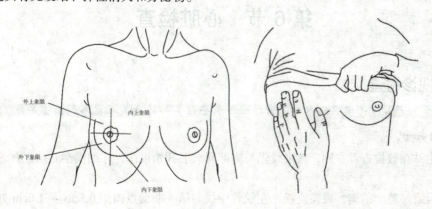

2. 真题重现

（1）44 号题：乳房触诊检查

（2）44 号题标准答案

操作前准备	①自己准备	做好自己的准备，带上帽子（口述）	1分
	②患者准备	被检查者取仰卧位或坐位，充分暴露前胸部，考生站在被检查者右侧或前面（口述）	
操作步骤	具体步骤	①检查者的手指和手掌应平置在乳房上，应用指腹，轻施压力，以旋转或来回滑动进行触诊（1分）②触诊先由健侧乳房开始，后检查患侧（0.5分）③检查左侧乳房时由外上象限开始，然后顺时针方向进行，由浅入深触诊，外上→外下→内下→内上直至4个象限。检乳房病变的定位与划区检查完毕为止（1分）④最后触诊乳头（1分）⑤以同样方式检查右侧乳房，但沿逆时针方向进行，触诊乳房时应着重注意有无红肿、热痛和包块。乳头有无硬结、弹性消失和分泌物（1分）	4.5分
汇报结果	向考官汇报	报告考官：双侧乳房皮肤正常，无包块（当触及包块后汇报肿物的大小、位置、硬度、活动度、压痛）等，乳头无触痛，无硬结、弹性等	0.5分

3. 考官提问

（1）请说出乳房触诊时的注意事项。

答：触诊乳房时，应着重于有无红肿、热、痛和包块，乳头有无硬结、弹性有无消失（1分）。

第 6 节 心脏检查

一、心脏视诊检查

昭昭老师提示：①心前区隆起和异常搏动（水平位）→②心尖位置和范围（俯视）

1. 基础知识

（1）考生站在被检查者右侧，其视线先与胸部同水平开始视诊，仔细观察心前区有无隆起及异常搏动。

（2）然后俯视整个前胸，观察位置（左锁骨中线与第 5 肋交点内侧 0.5cm ～ 1.0cm 处）与心尖搏动范围（正常成年人搏动范围直径为 2.0 ～ 2.5cm）。

2. 真题重现

（1）45号题：心脏视诊检查

（2）45号题标准答案

操作前准备	①**自己**准备	做好自己的准备，带上帽子（口述）	1分
	②**患者**准备	被检查者取仰卧位或坐位，充分暴露前胸部，考生站在被检查者右侧或前面（口述）	
操作步骤	具体步骤	①考生站在被检查者右侧（1分），其视线先与胸部同**水平**开始视诊（1分），仔细观察心前区**有无隆起及异常搏动**（1分） ②然后**俯视**整个前胸（1分），观察**位置**（左锁骨中线与第5肋交点内侧0.5cm～1.0cm处）与心尖**搏动范围**（正常成年人搏动范围直径为2.0～2.5cm）（1分）	5分
汇报结果	向考官汇报	报告考官： 心前区无隆起及异常搏动；心尖位置位于左锁骨中线与第5肋交点内侧0.5cm～1.0cm处；心尖波动范围直径为2.0～2.5cm	1分

3. 考官提问

（1）说出正常体型者坐位时正常心尖搏动的位置和范围。

答：坐位时正常心尖搏动位于第5肋间左锁骨中线内0.5～1.0cm处（0.5分），搏动范围直径约2.0～2.5cm（0.5分）。

（2）心尖部抬举样搏动，见于什么疾病？

答：见于左心室肥厚（1分）。

（3）心前区隆起见于什么疾病？

答：先天性心脏病（1分），儿童期风湿性二尖瓣狭窄（0.5分）、主动脉弓动脉瘤或升主动脉扩张（0.5分）。

二、心脏触诊检查

（昭昭老师提示：①全心（心尖）→②各瓣膜区（"二"个人→"费（肺）"时光→"煮（主）"东西吃→再"煮（主）"东西→给小"3"煮东西）→③心包摩擦感）

1. 基础知识

（1）心尖搏动及心前区搏动：方法是检查者先用右手**全手掌**开始检查，置于心前区，然后逐渐缩小到用手掌尺侧（小鱼际）或**示指和中指**指腹并拢同时触诊，必要时也可单指指腹触诊。

②震颤：用手掌尺侧（小鱼际）在**各瓣膜区**。心脏瓣膜的5个听诊区：二尖瓣区位于心尖搏动最强点，又称心尖区；肺动脉瓣区位于胸骨左缘第2肋间；主动脉瓣区位于胸骨右缘第2肋间；主动脉瓣第二听诊区位于胸骨左缘第3肋间，又称Erb区；三尖瓣区位于胸骨下端左缘，即胸骨左缘第4、5肋间。

③心包摩擦感：可在心前区或胸骨左缘**第3、4肋间**用小鱼际或并拢四指的掌面触诊。嘱被检

查者屏气，检查心包摩擦感有无变化。

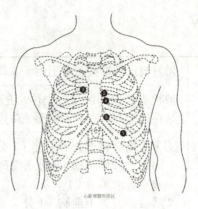

心脏瓣膜听诊区

2. 真题重现
（1）46 号题：心脏触诊检查
（2）46 号题标准答案

操作前准备	①自己准备	做好自己的准备，带上帽子（口述）	1分
	②患者准备	被检查者取仰卧位或坐位，充分暴露前胸部，考生站在被检查者右侧或前面（口述）	
操作步骤	具体步骤	①心尖搏动及心前区搏动：方法是检查者先用右手全手掌开始检查，置于心前区，然后逐渐缩小到用手掌尺侧（小鱼际）或示指和中指指腹并拢同时触诊，必要时也可单指指腹触诊（1.5分） ②震颤：用手掌尺侧（小鱼际）在各瓣膜区（2分） ③心包摩擦感：可在心前区或胸骨左缘第3、4肋间用小鱼际或并拢四指的掌面触诊。嘱被检查者屏气，检查心包摩擦感有无变化（1分）	4.5分
汇报结果	向考官汇报	报告考官： 心尖搏动的位置位于左锁骨中线和第5肋交点内侧0.5cm ~ 1.0cm，无增强或减弱，心前区无触及震颤；各瓣膜区未触及震颤；心包摩擦感	1分

3. 考官提问
（1）请说出心前区触及震颤的常见临床意义。（2016）

答：心前区触及震颤是器质性心血管疾病的特征性体征之一，常见于某些先天性心脏病、二尖瓣狭窄、主动脉瓣狭窄、肺动脉狭窄等（1分）。

三、心脏叩诊检查

【昭昭老师提示：①先左后右、自下而上，从外向内（左边定位靠心尖，右边定位靠胸骨角）→②在患者身上画出7个点，2条线】

1. 基础知识

（1）叩诊手法正确：考生将左手中指第 2 指节紧贴于叩诊部位，其他手指稍抬起，勿与体表接触。右手手指自然弯曲，用中指指端叩击左手中指末端指关节处或第 2 节指骨的远端。

叩击方向应与叩诊部位的体表垂直。叩诊时以腕关节与掌指关节的活动为主，叩击动作要灵活、短促、富有弹性。叩击后右手中指应立即抬起，以免影响对叩诊音的判断。同一部位可连续叩击 2 ~ 3 次。

（2）被检查者取坐位时，考生扳指与肋间垂直，与心缘平行；仰卧位检查时，考生板指与肋间平行。注意叩诊的力度要适中和均匀，扳指每次移动的距离不超过 0.5cm。当叩诊音由清音变为浊音时做标记，为心脏的相对浊音界。

（3）具体方法：

①先叩左界，后叩右界。

②左侧在心尖搏动外 2 ~ 3cm 处开始（第 5 肋间），由外向内，逐个肋间向上，直至第 2 肋间。

（昭昭老师提示：共叩诊第 5 肋到第 2 肋，一共 4 个点）

③右界叩诊先叩出肝上界（第 5 肋间），然后于其上一肋间（第 4 肋间）由外向内，逐一肋间向上叩诊，直至第 2 肋间，其余各肋间可以从锁骨中线开始向内叩诊。（昭昭老师提示：共叩诊第 4 肋到第 2 肋，一共 3 个点）

④对各肋间叩得的浊音界逐一做出标记，并测量其各点与胸骨中线间的垂直距离。

⑤叩诊的顺序是：先左后右，由下而上，由外向内。

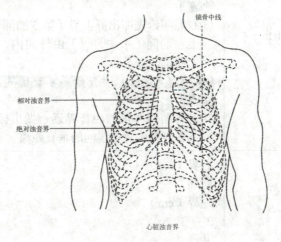

心脏浊音界

2. 真题重现

（1）47 号题：心脏叩诊检查

（2）47 号题标准答案

操作前准备	①自己准备	做好自己的准备，带上帽子（口述）	1 分
	②患者准备	被检查者取仰卧位或坐位，充分暴露前胸部，考生站在被检查者右侧或前面（口述）	
	③物品准备	软尺、记号笔	

操作步骤	间接叩诊方法	①考生将左手中指第 2 指节紧贴于叩诊部位，其他手指稍抬起，勿与体表接触（0.5 分） ②右手手指自然弯曲，用中指指端叩击左手中指末端指关节处或第 2 节指骨的远端（0.5 分） ③叩击方向应与叩诊部位的体表垂直。叩诊时以腕关节与掌指关节的活动为主，叩击动作要灵活、短促、富有弹性。叩击后右手中指应立即抬起，以免影响对叩诊音的判断（1 分） ④同一部位可连续叩击 2～3 次（0.5 分）	
	心相对浊音界叩诊	被检查者取坐位时，考生扳指与肋间垂直，与心缘平行；仰卧位检查时，考生板指与肋间平行（1 分）。注意叩诊的力度要适中和均匀，扳指每次移动的距离不超过 0.5cm。当叩诊音由清音变为浊音时做标记，为心脏的相对浊音界（1 分）	
	叩诊顺序	①先叩左界，后叩右界 ②左侧在心尖搏动外 2～3cm 处开始（第 5 肋间），由外向内，逐个肋间向上，直至第 2 肋间 （昭昭老师提示：共叩诊第 5 肋到第 2 肋，一共 4 个点） ③右界叩诊先叩出肝上界（第 5 肋间），然后于其上一肋间（第 4 肋间）由外向内，逐一肋间向上叩诊，直至第 2 肋间 （昭昭老师提示：共叩诊第 4 肋到第 2 肋，一共 3 个点） ④对各肋间叩得的浊音界逐一做出标记，并测量其各点与胸骨中线间的垂直距离	4.5 分
	正常人心脏相对浊音界	右界（cm） 肋间 左界（cm） 2～3 Ⅱ 2～3 2～3 Ⅲ 3.5～4.5 3～4 Ⅳ 5～6 —— Ⅴ 7～9 注：左锁骨中线到前正中线的距离为 8～10cm	

汇报结果	向考官汇报	报告考官： 正常人七个点到前正中线的距离及左锁骨中线到前正中线的距离	1分

四、心脏听诊检查

（昭昭老师提示：全心 → 各瓣膜区（"二"个人 → "肺"时光 → "煮（主）"东西吃 → 再"煮（主）"东西 → 给小"3"煮东西）→ 摩擦音）

1.基础知识

（1）第一步 听诊全心（心律、心率、心音、杂音）。

（2）第二步 听诊各个瓣膜区，逆时针方向依次听诊：心尖区 → 肺动脉瓣区 → 主动脉瓣区第一听诊区 → 主动脉瓣第二听诊区 → 三尖瓣区，心尖区听诊时间不少于30秒。

（3）第三步 将听诊器置于第3～4肋间，听诊心包摩擦音。

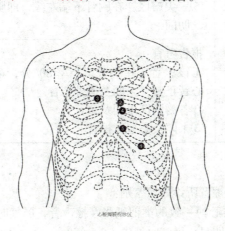

心脏瓣膜听诊区

2.真题重现

（1）48号题：心脏听诊检查

（2）48号题标准答案

操作前准备	①自己准备	做好自己的准备，带上帽子（口述）	1分
	②患者准备	被检查者取仰卧位或坐位，充分暴露前胸部，考生站在被检查者右侧或前面（口述）	

操作步骤	①具体步骤	①第一步：听诊全心（心律、心率、心音、杂音） ②第二步：听诊各个瓣膜区，逆时针方向依次听诊：心尖区 → 肺动脉瓣区 → 主动脉瓣区第一听诊区 → 主动脉瓣第二听诊区 → 三尖瓣区，心尖区听诊时间不少于 30 秒 ③第三步：将听诊器置于第 3 ~ 4 肋间，听诊心包摩擦音	3.5 分
	②心脏各个瓣膜区的听诊位置	心脏瓣膜的 5 个听诊区： ①二尖瓣区：位于心尖搏动最强点，又称心尖区 ②肺动脉瓣区：在胸骨左缘第 2 肋间 ③主动脉瓣区：位于胸骨右缘第 2 肋间 ④主动脉瓣第二听诊区：在胸骨左缘第 3 肋间，又称 Erb 区 ⑤三尖瓣区：在胸骨下端左缘，即胸骨左缘第 4、5 肋间	1.5 分
汇报结果	向考官汇报	报告考官： ①该患者心律整齐，心率 80/ 分，第一心音及第二心音正常，未闻及额外杂音 ②各瓣膜区未闻及杂音 ③未闻及心包摩擦音	2 分

3. 考官提问

（1）心包摩擦音和胸膜摩擦音听诊如何鉴别？

答：心包摩擦音可闻及与心搏一致的类似纸张摩擦声音，屏气时不消失（0.5 分）；胸膜摩擦音一般于吸气末或呼气初较为明显，屏气时消失（0.5 分）。

（2）胸骨左缘第 2 肋间听到连续性机械样杂音，应首先考虑什么疾病？

答：动脉导管未闭（仅答先天性心脏病得 0.5 分）。

（3）第一心音和第二心音各在心脏哪个部位听诊最清晰？

答：第一心音在心尖区（0.5 分），第二心音在心底部听诊最清晰（0.5 分）。

（4）心脏听诊除听心率、心律、心音外，还需要注意听诊哪些内容？

答：还应注意听诊有无心脏杂音（0.5 分）、额外心音和心包摩擦音（0.5 分）。

（5）女性，56 岁。患风湿性心脏病 15 年，心脏超声检查提示二尖瓣狭窄。在体检听诊心尖区可能有什么杂音？

答：心尖区可听到舒张中晚期、隆隆样杂音（答"舒张期杂音"得 0.5 分）。

（6）胸骨左缘第 3 ~ 4 肋缘听到收缩期杂音，应首先考虑什么疾病？

答：室间隔缺损（仅答先天性心脏病得 0.5 分）。

第 7 节 外周血管检查

一、脉搏检查

1. 基础知识

用示指、中指和环指三指触摸桡动脉，计时 1 分钟，注意脉搏的频率和节律。

2. 真题重现

（1）49 号题：脉搏检查

（2）49 号题标准答案

操作前准备	①自己准备	做好自己的准备，带上帽子（口述）	1分
	②患者准备	被检查者取仰卧位，考生站在被检查者右侧（口述）	
操作步骤	具体步骤	用示指、中指和环指三指触摸桡动脉，计时 1 分钟，注意脉搏的频率和节律	2分
汇报结果	向考官汇报	报告考官： 该患者脉律整齐，脉率 80/ 分，无异常脉搏	1分

二、血管杂音检查

（昭昭老师提示：①静脉（颈静脉＋腹壁曲张静脉，可闻及营营音）→②动脉（甲状腺、冠状动脉，可闻及血管杂音；昭昭老师速记："福晋"获得"甲冠"）

1. 基础知识

（1）静脉①颈静脉营营音：在颈根部近锁骨处，尤其是右侧，可出现低调、柔和、连续性杂音，坐位及站立时明显。指压颈静脉暂时中断血流，杂音可消失，属于无害性杂音。②腹壁静脉曲张：肝硬化门静脉高压引起腹壁静脉曲张时，可在脐周或上腹部闻及连续性杂音。

（2）动脉①甲状腺功能亢进：甲状腺侧叶听到连续噪音。②冠状动脉静脉瘘：胸骨中下段听到杂音。

2. 真题重现

（1）50 号题：血管杂音检查

（2）50 号题标准答案

操作前准备	①自己准备	做好自己的准备，带上帽子（口述）	1分
	②患者准备	被检查者排尿后取仰卧位，考生站在被检查者右侧（口述）	
	③物品准备	听诊器	
操作步骤	静脉杂音	①颈静脉营营音：在颈根部近锁骨处，尤其是右侧，可出现低调、柔和、连续性杂音，坐位及站立时明显。指压颈静脉暂时中断血流，杂音可消失，属于无害性杂音	2分
		②腹壁静脉曲张：肝硬化门静脉高压引起腹壁静脉曲张时，可在脐周或上腹部闻及连续性杂音	
	动脉杂音	①甲状腺功能亢进：甲状腺侧叶听到连续噪音	
		②冠状动脉静脉瘘：胸骨中下段听到杂音	
汇报结果	向考官汇报	报告考官： ①颈静脉、腹壁静脉听诊未闻及杂音，当颈静脉血流增多时，可闻及营营音；腹壁静脉血流增多时，可闻及相应杂音 ②甲状腺未闻及杂音，若存在甲亢可闻及连续噪音，冠状动脉未闻及杂音	1分

三、周围血管征

（昭昭老师提示：周围血管在周围，两个在上肢（水冲脉＋毛细血管搏动征）＋两个在下肢（股动脉→枪击音＋杜氏双重音；昭昭老师速记："杜"十娘"水多""毛多"周围很多人"抢"）

1. 基础知识

（1）枪击音 在外周较大动脉表面，常选择股动脉，轻放听诊器膜型体件时可闻及与心跳一致短促如射枪的声音。

（2）杜氏双重杂音 以听诊器钟形体件稍加压力于股动脉，并使体件开口方向稍偏向近心端，可闻及收缩期与舒张期双期吹风样杂音。

（3）毛细血管搏动征 用手指轻压患者指甲末端或以玻片轻压患者口唇黏膜，使局部发白，当心脏收缩和舒张时，发白的局部边缘发生有规律的红、白交替改变即为毛细血管搏动征。

（4）水冲脉 检查者握紧患者手腕掌面，将其前臂高举过头部，可明显感知桡动脉犹如水冲的急促而有力的脉搏冲击为阳性。

2. 真题重现

（1）51号题：周围血管征

（2）51号题标准答案

操作前准备	①自己准备	做好自己的准备，带上帽子（口述）	1分
	②患者准备	被检查者排尿后取仰卧位，考生站在被检查者右侧（口述）	
	③物品准备	听诊器	
操作步骤	①枪击音	在外周较大动脉表面，常选择股动脉，轻放听诊器膜型体件时可闻及与心跳一致短促如射枪的声音	4分
	②杜氏双重杂音	以听诊器钟形体件稍加压力于股动脉，并使体件开口方向稍偏向近心端，可闻及收缩期与舒张期双期吹风样杂音	
	③毛细血管搏动征	用手指轻压患者指甲末端或以玻片轻压患者口唇黏膜，使局部发白，当心脏收缩和舒张时，发白的局部边缘发生有规律的红、白交替改变即为毛细血管搏动征	
	④水冲脉	检查者握紧患者手腕掌面，将其前臂高举过头部，可明显感知桡动脉犹如水冲的急促而有力的脉搏冲击为阳性	
汇报结果	向考官汇报	报告考官： 被检查者周围血管征阴性	1分

3. 考官提问

（1）甲状腺功能亢进症的脉压有何特点？

答：脉压增大（答"收缩压升高，舒张压降低"亦得分）（1分）。

（2）脉压减小常见于那些临床症状？

答：脉压减小主要见于主动脉瓣狭窄、严重心力衰竭、心包积液等（1分）。

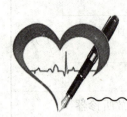

第四章 腹部检查

第1节 视 诊

一、腹部体表标志及四区分法

1.基础知识

（1）肋弓下缘 由第8～10肋软骨连接形成的肋缘和第11、12浮肋构成。肋弓下缘是腹部体表的上界，常用于腹部分区、肝、脾的测量和胆囊的定位。

（2）腹上角 是两侧肋弓至剑突根部的交角，常用于判断体形及肝的测量。

（3）腹中线 是胸骨中线的延续，是腹部四区分法的垂直线，此处易有白线疝。

（4）腹直肌外缘 相当于锁骨中线的延续，常为手术切口和胆囊点的定位。

（5）髂前上棘 是髂嵴前方突出点，是腹部九区分法的标志和骨髓穿刺的部位。

（6）腹股沟韧带 是腹部体表的下界，是寻找股动、静脉的标志，常是腹股沟疝的通过部位和所在。

（7）脐 位于腹部中心，向后投影相当于第3～4腰椎之间，是腹部四区分法的标志。此处易有脐疝。

（8）腹部四分法 以肚脐为中心画十字，依次把腹部复位四部分，即左上腹、左下腹，右上腹、右下腹。

（9）腹部九分法 由两侧肋弓下缘连线和两侧髂前上棘连线为两条水平线，左、右髂前上棘至腹中线连线的中点为两条垂直线，四线相交将腹部划分为"井"字形九区。即左、右上腹部（季肋部）、左、右侧腹部（腰部）、左、右下腹部（髂窝部）及上腹部、中腹部（脐部）和下腹部（耻骨上部）。

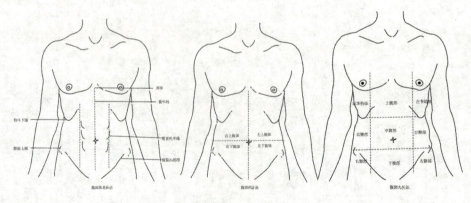

2. 真题重现

（1）52 号题：请在患者身上指出肋弓下缘、腹中线、髂前上棘、腹部九分法。

（2）52 号题标准答案

操作前准备	①自己准备	做好自己的准备，带上帽子（口述）	2分
	②患者准备	被检查者排尿后取仰卧位，考上站在被检查者右侧（口述）	
操作步骤	解剖标志	肋弓下缘：由第 8～10 肋软骨连接形成的肋缘和第 ll、12 浮肋构成。肋弓下缘是腹部体表的上界，常用于腹部分区、肝、脾的测量和胆囊的定位（0.5 分）。 腹中线：是胸骨中线的延续，是腹部四区分法的垂直线，此处易有白线疝（0.5 分） 髂前上棘：是髂峰前方突出点，是腹部九区分法的标志和骨髓穿刺的部位（0.5 分）	1.5 分
	腹部分法	九区分法：由两侧肋弓下缘连线和两侧髂前上棘连线为两条水平线，左、右髂前上棘至腹中线连线的中点为两条垂直线，四线相交将腹部划分为"井"字形九区。即左、右上腹部（季肋部）、左、右侧腹部（腰部）、左、右下腹部（髂窝部）及上腹部、中腹部（脐部）和下腹部（耻骨上部）	1分
汇报结果	向考官汇报	报告考官： 准确指出解剖标志的位置及概念	1分

二、腹部视诊

昭昭老师提示：和心脏相反，是"先俯视"，再"水平位"

1. 基础知识

（1）首先，考生俯视全腹，从上腹部至下腹部视诊全腹部：腹式呼吸 → 皮肤（溃疡、窦道、瘢痕、色素沉着、皮疹）→ 腹壁静脉 → 胃肠型、蠕动波。

（2）然后，视线与被检查者腹平面处于同一水平，自侧面沿切线方向观察：异常隆起和凹陷。

2. 真题重现

（1）53 号题：腹部视诊

（2）53 号题标准答案

操作前准备	①自己准备	做好自己的准备，带上帽子（口述）	1分
	②患者准备	被检查者排尿后取仰卧位，考上站在被检查者右侧（口述）	

【续表】

操作步骤	具体步骤	①首先，考生俯视全腹，从上腹部至下腹部视诊全腹部：腹式呼吸 → 皮肤（溃疡、窦道、瘢痕、色素沉着、皮疹）→ 腹壁静脉 → 胃肠型、蠕动波 ②然后，视线与被检查者腹平面处于同一水平，自侧面沿切线方向观察：异常隆起和凹陷	4分
汇报结果	向考官汇报	报告考官： ①腹式呼吸为主，腹部皮肤正常，无色素、无手术瘢痕、无腹纹等，腹壁静脉无明显怒张，无胃肠型及蠕动波 ②腹部无明显隆起或凹陷	1分

3. 考官提问

（1）Cullen 征阳性的临床意义是什么？

答：Cullen 征阳性常见于重症急性胰腺炎（1分）。

（2）男性，46岁。慢性乙型肝炎病史多年，腹胀、尿少1个月，腹部视诊时可能有哪些发现？

答：腹部膨隆，腹壁静脉曲张，腹式呼吸减弱（1分）。

（3）腹部视诊发现局部条形膨隆常见于哪些疾病？

答：常见于肠梗阻、肠扭转、肠套叠和巨结肠症等（1分）。

（4）舟状腹常见于那些疾病？

答：常见于结核病、恶性肿瘤等慢性消耗性疾病导致的恶病质（1分）。

三、测量腹围

1. 基础知识

让被检查者排尿后，取平卧位，用软尺经脐水平绕腹一周，所测得周长即为腹围，通常以 cm 为单位。

2. 真题重现

（1）54 号题：测腹围

（2）54 号题标准答案

操作前准备	①自己准备	做好自己的准备，带上帽子（口述）	1分
	②患者准备	被检查者排尿后取仰卧位，考上站在被检查者右侧（口述）	
操作步骤	具体步骤	让被检查者排尿后，取平卧位，用软尺经脐水平绕腹一周，所测得周长即为腹围，通常以 cm 为单位	2分
汇报结果	向考官汇报	报告考官： 报告结果，此患者的腹围为 **cm	1分

四、辨别腹壁曲张静脉的血流方向

（昭昭老师提示：示指、中指分开挤出一段静脉血，松开一个手指，看静脉是否充盈；注意一定要固定一个手指不动，另外一个手指滑动，不要二个手指同时滑动）

1. 基础知识

（1）检查者将右手示指和中指并拢压在静脉上，然后一只手指紧压静脉向外滑动，挤出该段静脉内血液，至一定距离后放松该手指，另一手指紧压不动，看静脉是否充盈，如迅速充盈，则血流方向是从放松的一端流向紧压手指的一端。

（2）再同法放松另一手指，观察静脉充盈速度，即可看出血流方向。

（3）门静脉高压时，腹壁静脉曲张常以脐为中心，向四周放射状伸展，如水母头状；下腔静脉阻塞时，血流方向自下向上；上腔静脉阻塞时，血流方向自上而下。

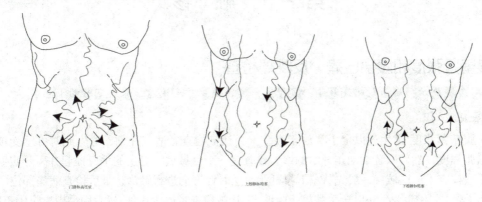

门静脉高压　　　上腔静脉阻塞　　　下腔静脉阻塞

2. 真题重现

（1）55 号题：辨别腹壁曲张静脉的血流方向

（2）55 号题标准答案

操作前准备	①自己准备	做好自己的准备，带上帽子（口述）	1分
	②患者准备	被检查者排尿后取仰卧位，考生站在被检查者右侧（口述）	
操作步骤	具体步骤	检查血流方向可选择一段没有分支的腹壁静脉，①检查者将右手示指和中指并拢压在静脉上，然后一只手指紧压静脉向外滑动，挤出该段静脉（约2~3cm）内血液，至一定距离后放松该手指，另一手指紧压不动，看静脉是否充盈，如迅速充盈，则血流方向是从放松的一端流向紧压手指的一端②再同法放松另一手指，观察静脉充盈速度，即可看出血流方向	3分
汇报结果	向考官汇报	报告考官：①患者腹壁静脉血流方向是自上而下或自下而上②正常时脐水平线以上的腹壁静脉血流自下向上经胸壁静脉和腋静脉而进入上腔静脉，脐水平以下的腹壁静脉自上向下经大隐静脉而流入下腔静脉	1分

3.考官提问

（1）男性，50岁。尿量明显减少、明显腹胀15天，伴双下肢水肿。既往有慢性乙型肝炎病史10余年。该患者腹壁静脉曲张明显，其血流方向如何？

答：脐上的静脉血流方向是由下向上，脐下的静脉血流方向是由上向下（1分）。

（2）腹壁静脉水母样改变的体征特点及临床意义。

答：腹壁静脉水母样改变是指脐部可见到一簇张静脉呈四周放射状改变（1分），常见于门脉高压（1分）。

第2节 触 诊

一、腹壁紧张度和腹部压痛、反跳痛检查

（昭昭老师提示：此为腹部浅触诊，腹壁紧张度、压痛、反跳痛，深度下陷约1cm）

1.基础知识

（1）腹壁紧张度 考生先以全手掌放于腹壁上，让被检查者适应片刻，考生此时可感受被检查者腹壁紧张程度，然后以轻柔动作开始触诊。检查完一个区域后，考生的手应提起并离开腹壁，再以上述手法检查下一区域。一般先从左下腹开始，逆时针方向进行触诊，最后检查病痛部位。

（2）压痛、反跳痛 考生先以全手掌放于腹壁上，让被检查者适应片刻，然后用手指指腹压于腹壁，观察被检查者有无疼痛反应。当出现疼痛时手指在原处停留片刻，然后迅速将手指抬起，观察被检查者疼痛有无骤然加重。

（3）临床意义 触诊腹壁，如果腹壁有明显的紧张，使考生手指不易下压，称为腹壁紧张度增加，见于肠胀气、气腹、急性腹膜炎等。有时强直硬如板状，称为板状腹，见于急性胃穿孔。腹壁揉面感，多见于结核性腹膜炎、癌性腹膜炎。

（4）注意事项 一般做反跳痛检查，只是在出现压痛的部位做反跳痛检查，而非全腹部。

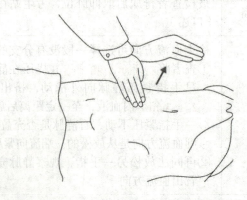

2.真题重现

（1）56号题：腹壁紧张度和腹部压痛、反跳痛检查

（2）56号题标准答案

操作前准备	①自己准备	做好自己的准备，带上帽子（口述）	1分
	②患者准备	被检查者排尿后取仰卧位，双腿屈曲，腹部放松，做腹式呼吸，考生站在被检查者右侧（口述）	
操作步骤	①腹壁紧张度	①考生先以全手掌放于腹壁上，让被检查者适应片刻，考生此时可感受被检查者腹壁紧张程度，然后以轻柔动作开始触诊（1分） ②检查完一个区域后，考生的手应提起并离开腹壁，再以上述手法检查下一区域（0.5分） ③一般先从左下腹开始，逆时针方向进行触诊，最后检查病痛部位（0.5分）	5分
	②腹壁压痛、反跳痛	①考生先以全手掌放于腹壁上，让被检查者适应片刻，然后用手指指腹压于腹壁，观察被检查者有无疼痛反应（1分） ②当出现疼痛时手指在原处停留片刻，然后迅速将手指抬起，观察被检查者疼痛有无骤然加重（2分）	
汇报结果	向考官汇报	报告考官： 该患者无明显腹肌紧张，腹壁无明显压痛及反跳痛	1分

3.考官提问

（1）说出板状腹的体征特点及其临床意义？

答：板状腹是指腹壁明显紧张，甚至强直僵硬如模板状（0.5分），常见于急性胃肠穿孔或腹腔脏器破裂所致急性弥漫性腹膜炎（0.5分）。

（2）腹膜刺激征临床意义？

答：提示腹部有炎症存在，如阑尾炎等（1分）。

（3）右下腹压痛及反跳痛见于什么疾病？

答：见于急性阑尾炎伴有局限性腹膜炎（1分）。

（4）腹膜刺激征包括哪些临床特征和临床意义。

答：腹膜刺激征包括腹肌紧张、压痛、反跳痛，提示局部或弥漫性腹膜炎（1分）。

（5）指出麦氏点（McBurney 点）位置及检查的临床意义。

答：麦氏点位于脐与髂前上棘连线的中外 1/3 处，常见于急性阑尾炎等（1分）。

（6）男性，26岁。午饭后觉上腹部不适，傍晚出现右下腹隐痛，来院急诊。腹部触诊 时应重点注意哪些内容?

答：腹部有无压痛，右下腹有无反跳痛和肌紧张（1分）。

二、腹部包块

昭昭老师提示：此为腹部的深触诊（包块触诊，深度 2cm）→从左下腹开始，最后到肚脐停止，即"G"字形状。昭昭老师再次提示，包块必须沿着与包块垂直的方向触摸，就像瞎子摸媳妇。

摸完身高，再摸腰围。

1. 基础知识

（1）检查方法 考生右手示、中、环指并拢，于左下腹触诊，将被检查者腹壁下压至少 2cm，以了解包块情况。然后将指端逐渐触向包块，并做滑动触摸，滑动方向与包块长轴垂直。

（2）触诊内容 应注意腹部包块的位置、大小、形态、硬度、移动度、触痛、有无搏动等。

（3）注意事项 正常人有时可触到腹直肌外侧缘、腰椎 4、5 椎体、骶骨岬部、乙状结肠及右肾下极等，不要误认为腹部包块。

2. 真题重现

（1）57 号题：腹部包块

（2）57 号题标准答案

操作前准备	①自己准备	做好自己的准备，带上帽子（口述）	1分
	②患者准备	被检查者排尿后取仰卧位，双腿屈曲，腹部放松，考生站在被检查者右侧（口述）	
操作步骤	具体步骤	①考生右手示、中、环指并拢，于左下腹触诊，将被检查者腹壁下压至少 2cm，以了解包块情况（1分） ②然后将指端逐渐触向包块（1分），并做滑动触摸，滑动方向与包块长轴垂直（1分）	3分
汇报结果	向考官汇报	报告考官： 该患者未触及包块，当触及包块时，要描述包块的位置、大小、质地、活动度、有无压痛等	1分

3. 考官提问

（1）正常人腹部能触到哪些脏器？

答：肝脏、肾脏、充盈的膀胱及乙状结肠等（1分）。

（2）双手触诊常用于检查腹部哪些内容？

答：常用于肝、脾、肾和腹腔内包块的检查（答出 3 项得 1 分）。

（3）腹部触诊时炎症性包块和肿瘤性包块有什么区别。

答：炎症性包块常有腹痛和腹肌紧张，不易推动。肿瘤性包块一般情况下，触痛不重，与肝、脾、肾脏相关者可随呼吸移动（1分）。

（4）腹部包块应该注意什么？

答：应注意包块的位置、大小、形态、硬度、移动度、触痛、有无搏动等（1分）。

三、肝脏触诊

昭昭老师速记：肝脏2条线，平行放；吸气的时候往上迎，呼气的时候往下压

1. 基础知识

（1）两条线 沿着两条线叩诊，即右锁骨中线及前正中线上分别叩诊右肝和左肝。

（2）单手触诊和双手触诊

①单手触诊：检查者将右手四指并拢，掌指关节伸直，与肋缘大致平行地放在右上腹部（或脐右侧）估计肝下缘的下方，随患者呼气时，手指压向腹壁深部，吸气时，手指缓慢抬起朝肋缘向上迎触下移的肝缘，如此反复进行，手指逐渐向肋缘移动，直到触到肝缘或肋缘为止。

②双手触诊：检查者右手位置同单手法，而用左手托住被检查者右腰部，拇指张开置于肋部，触诊时左手向上推，使肝下缘紧贴前腹壁下移，并限制右下胸扩张，以增加膈下移的幅度，这样吸气时下移的肝脏就更易碰到右手指，可提高触诊的效果。

（3）测量 最后在右锁骨中线及前正中线上分别触诊肝缘并测量其与肋缘或剑突根部的距离，以 cm 表示。

（4）检查内容 当触到肝脏后，应注意其大小、硬度、表面情况、压痛、边缘情况、搏动、摩擦感及震颤等。

（5）注意事项 触诊过程中，手不能离开腹壁；需要在锁骨中线和前中线上分别触诊，别忘记沿前正中线触诊。

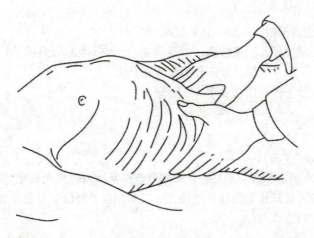

2. 真题重现

（1）58 号题：肝脏触诊（单手）

（2）58 号题标准答案

操作前准备	①自己准备	做好自己的准备，带上帽子（口述）	1分
	②患者准备	被检查者排尿后取仰卧位，双腿屈曲，腹部放松，考生站在被检查者右侧（口述）	
操作步骤	单手触诊	①检查者将右手四指并拢，掌指关节伸直，与肋缘大致平行地放在右上腹部（或脐右侧）估计肝下缘的下方，随患者呼气时，手指压向腹壁深部，吸气时，手指缓慢抬起朝肋缘向上迎触下移的肝缘，如此反复进行，手指逐渐向肋缘移动，直到触到肝缘或肋缘为止 ②需在右锁骨中线及前正中线上，分别触诊肝缘并测量其与肋缘或剑突根部的距离，以 cm 表示	4分

汇报结果	向考官汇报	报告考官： 肝肋下未触及，注意肝脏的大小、质地、边缘和表面状态、有无压痛等	1分

3. 考官提问

（1）体格检查时如何鉴别肝肿大和肝下垂。

答：肝肿大与肝下垂的区别在于肝上下径是否超过正常值（9～11cm）（1分）。

（2）触及肝脏时除描述大小、质地外，还应注意哪些内容？

答：还应注意肝脏有无压痛（0.5分）以及边缘和表面状态、搏动、肝区摩擦感、肝震颤等（答出2项得0.5分）。

（3）男性，50岁。半个月来尿量明显减少，明显腹胀，伴双下肢水肿。既往有慢性乙型肝炎病史10余年。触诊该患者肝脏时可能有什么发现？

答：触及肝脏时肝质地硬，边缘较薄，表面尚光滑，或不能触及肝脏（1分）。

（4）肝脏肿大，肋下触及肝脏，如何规范地表述其大小？

答：以右锁骨中线肋下多少厘米表示（1分）。

四、脾脏触诊

1. 基础知识

（昭昭老师提示：脾脏1条线，垂直放；吸气的时候往上迎，呼气的时候往下压）

（1）脾触诊分为仰卧位触诊和侧卧位触诊，一般采用双手触诊，仅在脾脏明显肿大而位置又较表浅时，采用右手单手触诊。

（2）仰卧位触诊：医生左手绕过患者腹前方，手掌置于其左胸下部第9～11肋处，试将其脾脏从后向前托起，并限制了胸廓运动，右手掌平放于脐部，与左肋弓大致成垂直方向，自脐平面开始配合呼吸，如同触诊肝脏一样，迎触脾尖，直至触到脾缘或左肋缘为止。

（3）侧卧位触诊：考生左手掌置于被检查者左腰部第9～11肋处，将其脾脏从腰背部向腹部推，右手三指（示、中、环指）伸直并拢，与肋缘大致呈垂直方向，配合呼吸，用示、中指末端桡侧进行触诊，直至触及肋缘或左肋缘。

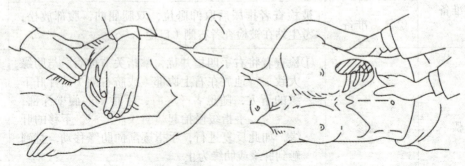

（4）触诊内容：正常情况下，脾脏不能被触及。触到脾脏后，要注意其大小、硬度、表面情况、压痛、摩擦感等，并测量脾脏大小。

（5）脾脏测量

第Ⅰ线测量	脾缘不超过肋下 2cm 者
第Ⅱ线测量	左锁骨中线与肋缘的交点至脾脏最远点之间的距离
第Ⅲ线测量	指脾缘超过脐水平线或前正中线，即巨脾

（6）脾脏大小分度

轻度肿大	脾下缘不超过肋下 2cm 为轻度肿大
中度肿大	超过 2cm，在脐水平线以上为中度肿大
重度肿大	超过脐水平线或前正中线为高度肿大

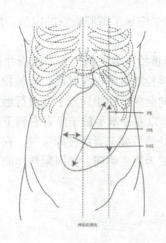

脾脏的测量

2. 真题重现

（1）59 号题：脾脏触诊（仰卧位）

（2）59 号题标准答案

操作前准备	①**自己**准备	做好自己的准备，带上帽子（口述）	1分
	②**患者**准备	被检查者排尿后取仰卧位，双腿屈曲，腹部放松，做腹式呼吸，考生站在被检查者右侧；被检查者取右侧卧位时，双腿屈曲或右下肢伸直，左下肢屈曲（口述）	
操作步骤	仰卧位触诊	医生左手绕过患者腹前方，手掌置于其左胸下部**第9～11 肋**处，试将其脾脏从后向前托起，并限制了胸廓运动，右手掌平放于脐部，与左肋弓大致成**垂直方向**，自脐平面开始配合呼吸，如同触诊肝脏一样，迎触脾尖，直至触到脾缘或左肋缘为止	4分
汇报结果	向考官汇报	报告考官： 该患者脾肋下未触及	1分

3.考官提问

（1）脾脏肿大如何分度?

答：脾脏肿大可分为轻、中、重三度，脾下缘不超过肋下2cm为轻度肿大（0.5分）；超过2cm，在脐水平线以上为中度肿大；超过胳水平线或前正中线为高度肿大（0.5分）。

（2）肝脾触诊检查时应注意哪些内容?

答：脾脏触诊时应该注意脾脏肿大的程度、质地。肝脏触诊时应当注意肝脏大小、质地、有无结节、触痛（1分）。

五、胆囊触诊

（昭昭老师速记：胆囊触诊1个点，吸气的时候往里扣）

1.基础知识

（1）位置 胆囊触诊检查前，首先应该了解胆囊点的定位。胆囊点位于右腹直肌外缘与肋缘的交界处或右锁骨中线与肋骨交界处。

（2）单手滑行触诊法 考生位于被检查者右侧，右手四指并拢，掌指关节伸直，与右侧肋缘大致平行放在被检查者右上腹部。嘱被检查者缓慢深呼吸，当被检查者深呼气时，考生手指压向腹部深处。当被检查者深吸气时，手指向前向上在胆囊点下方滑行触诊下移的胆囊。

（3）Murphy征检查 检查时医师以左手掌平放于患者右胸下部，以拇指指腹勾压于右肋下胆囊点（右锁骨中线和右肋弓的交点）处然后嘱患者缓慢深吸气。在吸气过程中发炎的胆囊下移时碰到用力按压的拇指，即可引起疼痛，此为胆囊触痛，如因剧烈疼痛而致吸气中止称Murphy征阳性。

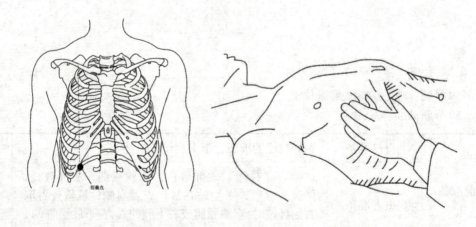

2.真题重现

（1）60号题：Murphy征检查

（2）60号题标准答案

操作前准备	①自己准备	做好自己的准备，带上帽子（口述）	1分
	②患者准备	被检查者排尿后取仰卧位，双腿屈曲，腹部放松，考生站在被检查者右侧（口述）	

【续表】

操作步骤	具体步骤	①检查时医师以左手掌平放于患者右胸下部，以拇指指腹勾压于右肋下胆囊点（右锁骨中线和右肋弓的交点）处然后嘱患者缓慢深吸气 ②在吸气过程中发炎的胆囊下移时碰到用力按压的拇指，即可引起疼痛，此为胆囊触痛，如因剧烈疼痛而致吸气中止称 Murphy 征阳性	5分
汇报结果	向考官汇报	报告考官： 该患者 Murphy 征阴性	1分

3.考官提问

（1）指出 Murphy 征检查位置及其检查的临床意义。

答：Murphy 征检查位置位于右锁骨中线与肋缘交点或腹直肌外侧缘与肋缘交点。阳性多见于急性胆囊炎等（1分）。

（2）男性，45岁。2天来进油腻食物后出现右上腹痛，向右肩部放射。既往有胆石病病史3年。该患者腹部触诊检查时可能发现的阳性体征是什么？

答：右上腹局部压痛（0.5分），Murphy 征阳性（0.5分）。

六、振水音检查

（昭昭老师速记：冲击剑突偏左下方，听到气体和液体相撞击的声音）

1.基础知识

（1）被检查者仰卧，检查者以一耳凑近上腹部，同时以右手四指并拢冲击触诊法振动胃部，即可听到气、液冲撞的声音。

（2）临床意义：振水音阳性多见于幽门梗阻或急性胃潴留。

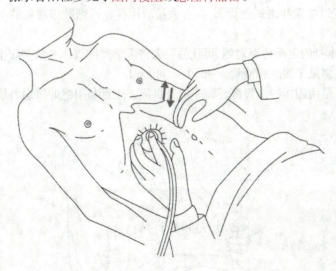

2.真题重现

（1）61号题：振水音检查

（2）61号题标准答案

操作前准备	①自己准备	做好自己的准备，带上帽子（口述）	1分
	②患者准备	被检查者排尿后取仰卧位，双腿屈曲，腹部放松，检查者站在被检查者右侧（口述）	
操作步骤	具体步骤	被检查者仰卧，检查者以一耳凑近上腹部，同时以右手四指并拢冲击触诊法振动胃部，即可听到气、液冲撞的声音	3分
汇报结果	向考官汇报	报告考官：该患者未触及明显的液波震颤，振水音阳性多见于幽门梗阻或急性胃潴留	1分

3.考官提问

（1）请说出上腹部振水音检查的临床意义？

答：振水音常提示幽门梗阻或急性胃扩张（1分）。

（2）消化性溃疡患者呕吐隔夜食物，腹部触诊检查时发现的重要阳性体征可能是什么？

答：腹部振水音阳性（1分）。

七、液波震颤

(昭昭老师提示：是用四指冲击，而不是拍击)

1.基础知识

（1）检查时被检查者平卧，检查者以一手掌面贴于患者一侧腹壁，另一手四指并拢屈曲，用指端叩击对侧腹壁（或以指端冲击式触诊），如有大量液体存在，则贴于腹壁的手掌有被液体波动冲击的感觉，即波动感。

（2）为防止腹壁本身的震动传至对侧，可让另一人将手掌尺侧缘压于脐部腹中线上，即可阻止之。

（3）临床意义：多见于腹腔积液量＞3000 ~ 4000ml。

（4）注意事项：是用四指冲击腹部，而非拍击腹部，注意利用腕的抖动力量去叩击。

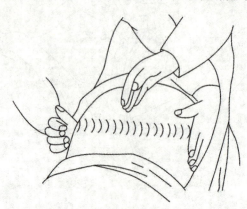

2. 真题重现

（1）62 号题：液波震颤

（2）62 号题标准答案

操作前准备	①自己准备	做好自己的准备，带上帽子（口述）	1分
	②患者准备	被检查者排尿后取仰卧位，双腿屈曲，腹部放松，考生站在被检查者右侧（口述）	
操作步骤	具体步骤	①检查时患者平卧，医师以一手掌面贴于患者一侧腹壁，另一手四指并拢屈曲，用指端叩击对侧腹壁（或以指端冲击式触诊），如有大量液体存在，则贴于腹壁的手掌有被液体波动冲击的感觉，即波动感 ②为防止腹壁本身的震动传至对侧，可让另一人将手掌尺侧缘压于脐部腹中线上，即可阻止之	3分
汇报结果	向考官汇报	报告考官： 该患者未触及明显的液波震颤	1分

第 3 节 叩 诊

一、腹部叩诊音

（昭昭老师提示：叩诊手法正确，从左下腹开始，最后到肚脐停止，即 "G" 字形状，腹部叩诊呈鼓音）

1. 基础知识

（1）采用间接叩诊法，从左下腹开始，沿逆时针方向进行全腹叩诊，最后以脐正中结束。

（2）正常情况下，腹部叩诊大部分区域为鼓音，只有在肝、脾所在部位，增大的膀胱和子宫占据的部位以及两侧腹部近腰肌处叩诊为浊音。

2. 真题重现

（1）63 号题：腹部叩诊音

（2）63 号题标准答案

操作前准备	①自己准备	做好自己的准备，带上帽子（口述）	1分
	②患者准备	被检查者排尿后取仰卧位，双腿屈曲，腹部放松，考生站在被检查者右侧（口述）	

【续表】

操作步骤	具体步骤	采用间接叩诊法，从左下腹开始，沿逆时针方向进行全腹叩诊，最后以脐正中结束	2分
汇报结果	向考官汇报	报告考官： 正常情况下，腹部叩诊大部分区域为鼓音，只有在肝、脾所在部位，增大的膀胱和子宫占据的部位以及两侧腹部近腰肌处叩诊为浊音	1分

二、肝浊音界检查

(昭昭老师提示：肝上界叩诊 1 条线，清音 → 浊音；肝下界叩诊 2 条线，鼓音 → 浊音)

1.基础知识

（1）肝上界叩诊 自第 2 肋间开始，由上而下逐肋叩诊，当清音变浊音时，即为肝上界；正常人，一般位于右锁骨中线与第 5 肋的交点处。

（2）肝下界叩诊 叩诊肝下界时，一般在右锁骨中线及前正中线上，从下往上叩诊，当叩诊音由鼓音变为浊音时即为肝下界。

（3）肝上下径测量

肝上界定位	首先沿右锁骨中线，叩出肝上界。自第2肋间开始，由上而下逐肋叩诊，当叩诊音由清音转为浊音时即为肝上界，并作标记
肝下界定位	触诊肝下缘可采用可采用单手触诊法，于右锁骨中线触诊肝下缘的位置，并作标记
测量肝上下径	①用直尺测量肝上界至肝下缘的垂直距离，即为肝上下径。 ②正常人的肝上下径为 9 ~ 11cm。

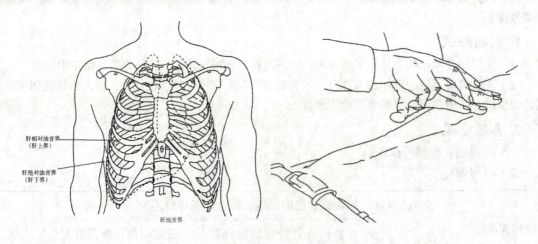

2.真题重现

（1）64 号题：肝浊音界检查

（2）64 号题标准答案

操作前准备	①自己准备	做好自己的准备，带上帽子（口述）	1分
	②患者准备	被检查者排尿后取仰卧位，双腿屈曲，腹部放松，考生站在被检查者右侧（口述）	
操作步骤	①肝上界叩诊	①自第2肋间开始，由上而下逐肋叩诊，当清音变浊音时，即为肝上界 ②正常人，一般位于右锁骨中线与第5肋的交点处	3分
	②肝下界叩诊	①叩诊肝下界时，一般在右锁骨中线及前正中线上，从下往上叩诊 ②当叩诊音由鼓音变为浊音时即为肝下界	
汇报结果	向考官汇报	报告考官：①正常人，肝上界位于右锁骨中线与第5肋交点处 ②正常人，肝下界位于锁骨中线和腹中线肋弓附近	1分

3. 考官提问

（1）消化性溃疡患者急性胃穿孔，腹部叩诊检查时发现的最重要阳性体征可能是什么？

答：肝浊音界缩小或消失（1分）。

三、移动性浊音检查

（昭昭老师提示：要点是先向左叩，翻两次身）

1. 基础知识

（1）检查时先让患者仰卧，腹中部由于含气的肠管在液面浮起，叩诊呈鼓音，两侧腹部因腹水积聚叩诊呈浊音。

（2）检查者自腹中部脐水平面开始向患者左侧叩诊，发现浊音时，板指固定不动，嘱患者右侧卧，再度叩诊，如呈鼓音，表明浊音移动。同样方法向右侧叩诊，叩得浊音后嘱患者左侧卧，以核实浊音是否移动。

（3）这种因体位不同而出现浊音区变动的现象，称为移动性浊音，这是发现有无腹腔积液的重要检查方法，当腹腔内游离腹水在1000ml以上时，即可查出移动性浊音。

（4）注意：巨大的卵巢囊肿，亦可使腹部出现大面积的浊音，但其浊音非移动性，鉴别点如下：①卵巢囊肿所导致的浊音于仰卧位时常在腹中部，鼓音区则在腹部两侧，这是由于肠管被卵巢囊肿挤压至两侧腹部所致；②卵巢囊肿的浊音不呈移动性；③尺压试验可鉴别，即当患者仰卧时，用一硬尺横置于腹壁上，检查者两手将尺下压，如为卵巢囊肿，则腹主动脉的搏动可经囊肿传到硬尺，使尺发生节奏性跳动，如为腹水，则硬尺无此种跳动。

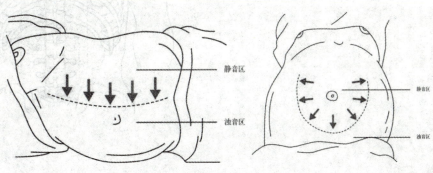

2. 真题重现

（1）65号题：移动性浊音检查

（2）65号题标准答案

操作前准备	①**自己**准备	做好自己的准备，带上帽子（口述）	1分
	②**患者**准备	被检查者排尿后取仰卧位，双腿屈曲，腹部放松，考生站在被检查者右侧（口述）	
操作步骤	具体步骤	①检查时先让患者**仰卧**，腹中部由于含气的肠管在液面浮起，叩诊呈**鼓音**，两侧腹部因腹水积聚叩诊呈**浊音** ②检查者自腹中部脐水平面开始向患者**左侧叩诊**，发现浊音时，板指固定不动，嘱患者**右侧卧**，再度叩诊，如呈鼓音，表明浊音移动。同样方法向右侧叩诊，叩得浊音后嘱患者**左侧卧**，以核实浊音是否移动	5分
汇报结果	向考官汇报	报告考官： 该患者移动性浊音阴性	1分

3. 考官提问

（1）男性，50岁，半个月来尿量明显减少，明显腹胀和双下肢水肿。既往有慢性乙型肝炎病史10余年。该患者腹部叩诊检查时可能发现的主要阳性特征是什么？

答：腹部移动性浊音阳性（1分）。

（2）腹部移动性浊音见于腹水量大于多少毫升？

答：1000ml（1分）。

四、肋脊角叩击痛检查

1. 基础知识

（1）肋脊角是第12肋与脊柱之间的夹角。

（2）考生用**左手掌**平放在其肋脊角处（肾区），右手握拳用由轻到中等的力量叩击左手背，每叩击1~2次，停一下，**反复2~3次**，同时询问被检查者感觉。

（3）两侧进行**对比叩击**。

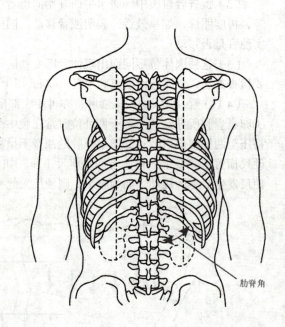

肋脊角

2. 真题重现

（1）66 号题：肋脊角叩击痛检查

（2）66 号题标准答案

操作前准备	①自己准备	做好自己的准备，带上帽子（口述）	1分
	②患者准备	被检查者排尿后取坐位或侧卧位，考生站在被检查者后方或右侧（口述）	
操作步骤	①部位	肋脊角是第 12 肋与脊柱之间的夹角	3分
	②具体步骤	①考生用左手掌平放在其肋脊角处（肾区），右手握拳用由轻到中等的力量叩击左手背，每叩击 1～2 次，停一下，反复 2～3 次，同时询问被检查者感觉 ②两侧进行对比叩击	
汇报结果	向考官汇报	报告考官： 该患者肋脊角无叩击痛	1分

3. 考官提问

（1）请说出肾盂和输尿管起始部在人体体表的投影部位。

答：相当于肋脊角位置（1分）。

（2）一侧肋脊角叩击痛考虑什么症状？双侧肋脊角叩击痛考虑什么症状？

答：一侧肋脊角叩击痛提示肾结石、肾结核及肾周围炎。两侧叩击痛提示肾炎、双侧多囊肾等（1分）。

五、膀胱检查

> （昭昭老师提示：①视诊（耻骨联合上方无隆起）→②触诊（从肚脐到耻骨联合未触及肿大的膀胱）→③叩诊（鼓音变浊音，共有3个点））

1. 基础知识

（1）视诊 耻骨联合上方下腹部有无膨隆。

（2）触诊 考生以右手自脐开始向耻骨方向触摸，触及肿块后应详察其性质，以便鉴别其为膀胱、子宫或其他肿物。

（3）叩诊 ①自脐部开始，沿腹中线向下叩诊，板指与腹中线垂直，逐渐向耻骨联合方向移动（边叩边移），直至叩诊音由鼓音转为浊音，即可能为充盈膀胱之上界。②下腹左右两侧依同法叩诊，叩出凸面向上的半圆形浊音区。

（4）注意事项 膀胱叩诊的浊音区，常常需要与巨大卵巢囊肿的浊音区相鉴别。如需鉴别，可在排尿后再行叩诊检查，如浊音区变为鼓音，则为尿潴留所致膀胱增大。如仍为浊音区，则为卵巢囊肿所致。

2. 真题重现

（1）67 号题：膀胱检查

（2）67 号题标准答案

操作前准备	①自己准备	做好自己的准备，带上帽子（口述）	1分
	②患者准备	被检查者取仰卧位，双腿屈曲，腹部放松，考生站在被检查者右侧（口述）	
操作步骤	①视诊	耻骨联合上方下腹部有无膨隆（0.5分）	3.5分
	②触诊	考生以右手自脐开始向耻骨方向触摸，触及肿块后应详察其性质，以便鉴别其为膀胱、子宫或其他肿物（1分）	
	③叩诊	①自脐部开始，沿腹中线向下叩诊，板指与腹中线垂直，逐渐向耻骨联合方向移动（边叩边移），直至叩诊音由鼓音转为浊音，即可能为充盈膀胱之上界 ②下腹左右两侧依同法叩诊，叩出凸面向上的半圆形浊音区（2分）	
汇报结果	向考官汇报	报告考官： ①耻骨联合上方下腹部有无膨隆 ②耻骨联合上方未触及肿大的膀胱 ③能叩及充盈膀胱之上界	1分

3. 考官提问

（1）如何确诊尿潴留和巨大卵巢囊肿所致的耻骨上区浊音区？

答：排尿后再做叩诊检查，如浊音区转为鼓音则肯定为尿储留所致膀胱增大（1分）。

第4节 听 诊

一、肠鸣音听诊

（昭昭老师提示：听诊器听诊时间不少于1分钟 → 从左下腹开始，最后到肚脐停止，即"G"字形状 → 汇报结果：肠鸣音3～5/分）

1. 基础知识

（1）将听诊器膜型体件置于腹壁上，全面听诊各区，尤其在脐周或右下腹部听诊，听诊时间不少于1分钟。

（2）被检查者肠鸣音存在，正常人肠鸣音为3～5次/分。

2. 真题重现

（1）68号题：肠鸣音听诊

（2）68号题标准答案

操作前准备	①自己准备	做好自己的准备，带上帽子（口述）	1分
	②患者准备	被检查者排尿后取仰卧位，腹部放松，考生站在被检查者右侧（口述）	
操作步骤	具体步骤	将听诊器膜型体件置于腹壁上，全面听诊各区，尤其在脐周或右下腹部听诊，听诊时间不少于1分钟	1分
汇报结果	向考官汇报	报告考官： 被检查者肠鸣音存在，为 ** 次 / 分	1分

3. 考官提问

（1）肠鸣音听诊部位？

答：肚脐部（1分）。

（2）什么是肠鸣音活跃，其临床意义如何？

答：肠鸣音每分钟达10次以上，但音调不特别高亢称为肠鸣音活跃（0.5分），多见于急性胃肠炎、服泻药后或消化道大量出血（0.5分）。

（3）什么是肠鸣音消失？

答：持续听诊3～5分钟未听到场鸣音。用手指轻叩或搔弹腹部，仍未听到肠鸣音为肠鸣音消失（1分）。

（4）肠鸣音消失有何临床意义？

答：多见于急性腹膜炎或麻痹性肠梗阻（1分）。

（5）男性，25岁。1天来呕吐咖啡样液体约100毫升，黑便2次。既往十二指肠溃疡病史5年。最可能提示该患者持续消化道出血的腹部体征是什么？

答：肠鸣音活跃（答肠鸣音亢奋得0.5分）。

（6）男性，30岁。胃溃疡病史1年，呕吐咖啡样液体2天，黑便2次。提示该患者持续消化道出血的腹部体征是什么？

答：肠鸣音活跃（答肠鸣音亢奋得0.5分）。

二、腹部血管杂音听诊

1. 基础知识

（1）检查内容 腹主动脉、双侧肾动脉及腹壁静脉。

（2）听诊部位 将听诊器体件置于脐周和脐部两侧上方进行听诊。腹主动脉及肾动脉狭窄或者其他病变时可闻及相应杂音。

（3）腹壁静脉 听诊腹壁静脉，当腹壁静脉曲张时，因为血流增多，可闻及血管杂音，多为连续的嗡鸣音，无收缩期和舒张期的性质，常位于脐周或上腹部。

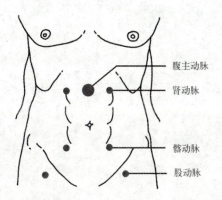

2. 真题重现

（1）69 号题：腹部血管杂音听诊

（2）69 号题标准答案

操作前准备	①自己准备	做好自己的准备，带上帽子（口述）	1分
	②患者准备	被检查者排尿后取仰卧位，考生站在被检查者右侧（口述）	
操作步骤	具体步骤	①将听诊器体件置于脐周和脐部两侧上方进行听诊 ②将听诊器置于腹壁静脉，当静脉血流增多时，可闻及血管杂音	1分
汇报结果	向考官汇报	报告考官： 被检查者腹壁未触及主动脉、肾动脉及静脉血管杂音	1分

3. 考官提问

（1）听诊时，如何区分腹部血管的动脉性杂音和静脉性杂音。

答：动脉性杂音常在腹中部或腹部两侧，与心搏一致，常为收缩性杂音。静脉性杂音常在脐周或上腹部，为连续性潺潺音，无收缩期和舒张期之分（1分）。

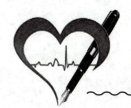

第五章 脊柱、四肢、关节、肛门检查

第1节 脊柱检查（需口述检查内容）

（昭昭老师提示：说到"检查"，包括：视触叩听，注意运动系统没有听诊，而是"动诊"，也就是颈椎和腰椎活动度）

1. 基础知识

（1）视诊

①从后方视诊 检查脊柱是否正直，及有无侧弯畸形。

②从侧方视诊 观察脊柱生理弯曲（颈曲、胸曲、腰曲、骶曲）是否存在、及是否存在病理性前凸和后凸畸形。

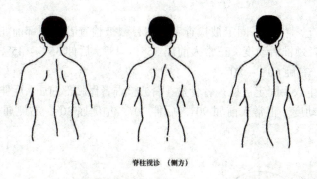

脊柱视诊（侧方）

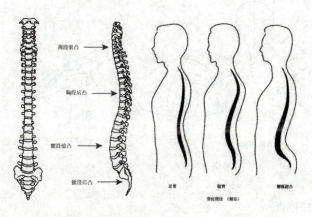

（2）触诊 嘱患者取端坐位，身体稍向前倾。

①检查者以右手拇指从枕骨粗隆开始自上而下逐个按压脊椎棘突。
②随即按压椎旁肌肉。

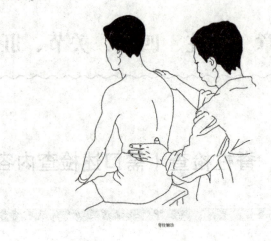

脊柱触诊

（3）叩诊

①直接叩击法 即用中指或叩诊锤垂直叩击各椎体的棘突，多用于检查胸椎与腰椎，从 C7 开始到骶椎结束。

②间接叩击法 嘱患者取坐位，医师将左手掌置于其头部，右手半握拳以小鱼际肌部位叩击左手背，了解患者脊柱各部位有无疼痛。

（4）动诊

①颈椎活动度检查 考生双手固定被检查者双肩，嘱被检查者做颈部前屈、后伸、侧弯、旋转等动作，观察被检查者颈椎活动度。正常人前屈 35°～45°，后伸 35°～45°，左侧屈 45°，右侧屈 45°，左旋 60°～80°，右旋 60°～80°。

②腰椎活动度 考生双手固定被检查者骨盆，嘱被检查者做腰部前屈、后伸、侧弯、旋转等动作，观察被检查者腰椎活动度。正常人前屈 90°，后伸 30°，左侧屈 30°，右侧屈 30°，左旋 30°，右旋 30°。

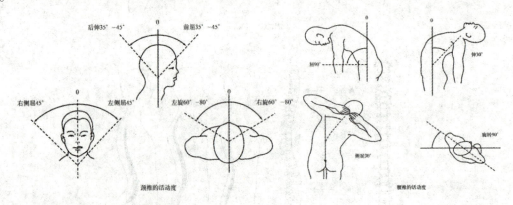

颈椎的活动度　　　　　　　　　　　　　　　　　　腰椎的活动度

2.真题重现

（1）70 号题：脊柱检查

（2）70 号题标准答案

操作前准备	①自己准备	做好自己的准备，带上帽子（口述）	1分
	②患者准备	被检查者取坐位或站立位，充分暴露躯干，考生站在被检查者后面（口述）	
	③物品准备	叩诊锤（口述）	
操作步骤	①视诊（1分）	①从脊柱后方视诊：检查脊柱是否正直，及有无侧弯畸形（0.5分） ②从脊柱侧方视诊：观察脊柱生理弯曲（颈曲、胸曲、腰曲、骶曲）是否存在、及是否存在病理性前凸和后凸畸形（0.5分）	7分
	②触诊（1分）	嘱患者取端坐位，身体稍向前倾 ①检查者以右手拇指从枕骨粗隆开始自上而下逐个按压脊椎棘突（0.5分） ②随即按压椎旁肌肉（0.5分）	
	③叩诊（1分）	①直接叩击法：即用中指或叩诊锤垂直叩击各椎体的棘突，多用于检查胸椎与腰椎，从C7开始到骶椎结束（0.5分） ②间接叩击法：嘱患者取坐位，医师将左手掌置于其头部，右手半握拳以小鱼际肌部位叩击左手背，了解患者脊柱各部位有无疼痛（0.5分）	
	④动诊（4分）	①颈椎活动度检查：考生双手固定被检查者双肩，嘱被检查者做颈部前屈、后伸、侧弯、旋转等动作，观察被检查者颈椎活动度。（2分） ②腰椎活动度：考生双手固定被检查者骨盆，嘱被检查者做腰部前屈、后伸、侧弯、旋转等动作，观察被检查者腰椎活动度。（2分）	
汇报结果	向考官汇报	报告老师： ①视诊：从后方视诊，脊柱正直，无侧弯畸形；从侧方视诊，脊柱四个生理弯曲存在，未见病理性前凸和后凸畸形 ②触诊：脊柱各棘突及脊柱椎旁肌肉无压痛 ③叩诊：脊柱直接及间接叩诊无明显叩击痛 ④动诊：颈椎活动度；腰椎活动度；	2分

3.考官提问

（1）脊柱的生理弯曲有几个？

答：正常成人的脊柱有四个生理弯曲：颈曲、胸曲、腰曲、骶曲（1分）。

（2）什么情况下应该避免脊柱活动？

答：脊柱可疑骨折或关节脱位时应该避免脊柱活动（1分）。

（3）正常颈椎前屈、后伸分别能达到多少角度？

答：正常颈椎前屈、后伸分别能达到45°左右（1分）。

（4）体检时第7颈椎棘突的定位价值是什么？

答：第七颈椎作为胸椎计数的标志（1分）。

（5）正常颈椎的旋转能达到多少角度？

答：正常颈椎前屈、后伸分别能达到60～80°左右（1分）。

第2节 手部及其关节视诊检查

1. 基础知识

（昭昭老师提示：注意描述顺序，按照从近端到远端的顺序描述即手部皮肤 → 关节 → 手指末端）

（1）手部皮肤 观察被检查者双手有无红肿、皮肤破损、皮下出血，有无肌萎缩等。

（2）手部关节 双手指关节有无畸形、肿胀、活动受限等。

（3）手指末端和指甲 手指末端有无发绀、苍白、有无杵状指、反甲（匙状指）等。

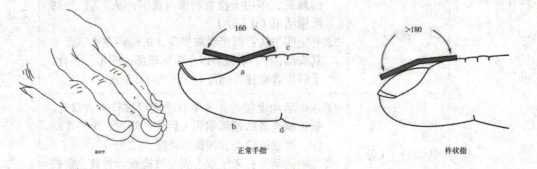

勺状甲　　　　　　正常手指　　　　　　杵状指

2. 真题重现

（1）71号题：手部及其关节视诊检查

（2）71号题标准答案

操作前准备	①自己准备	做好自己的准备，带上帽子（口述）	1分
	②患者准备	被检查者取立位、坐位或仰卧位，双手自然放松并充分暴露，考生站在被检查者前面或右侧（口述）	
操作步骤	①手部皮肤	观察被检查者双手有无红肿、皮肤破损、皮下出血，有无肌萎缩等（0.5分）	1.5分
	②手部关节	双手指关节有无畸形、肿胀、活动受限等（0.5分）	
	③手指末端和指甲	手指末端有无发绀、苍白、有无杵状指、反甲（匙状指）等（0.5分）	

汇报结果	向考官汇报	报告老师： ①该患者皮肤无红肿、皮肤破损、皮下出血，有无肌萎缩 ②双手指关节无畸形、肿胀、活动受限 ③手指末端无发绀、苍白、无杵状指、反甲（匙状指）	1分

3. 考官提问

（1）体检时发现指甲为匙状甲（反甲），有什么临床意义？

答：常见于缺铁性贫血和高原疾病（1分）。

第3节　小腿和膝关节检查

1. 基础知识

（1）视诊 ①被检查者双小腿有无皮损或溃烂、皮下出血、粗细不等、肿胀、表浅静脉曲张等。双膝关节有无畸形、肿胀、活动受限等。

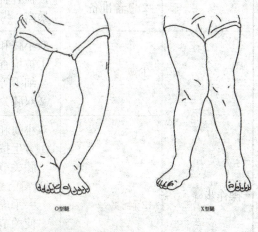

O型腿　　　　X型腿

（2）触诊 ①考生按压胫前皮肤：观察有无肿胀和凹陷；按压膝关节，观察膝关节有无压痛、肿胀。②浮髌试验：患者取平卧位，下肢伸直放松，医师一手虎口卡于患膝髌骨上极，并加压压迫髌上囊，使关节液集中于髌骨底面，另一手示指垂直按压髌骨并迅速抬起，按压时髌骨与关节面有碰触感，松手时髌骨浮起，即为浮髌试验阳性，提示有中等量以上关节积液（积液量＞50ml）。 *昭昭老师速记："膝"下"无（50）"子女*

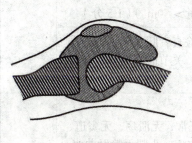

膝关节积液

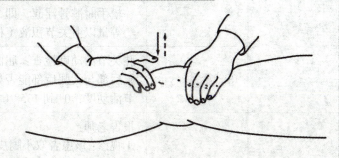

浮髌实验

（3）动诊 屈曲被检查者膝关节，观察小腿后部与大腿后部能否相贴，关节能否伸直，膝关节活动度：0° 到 135°。

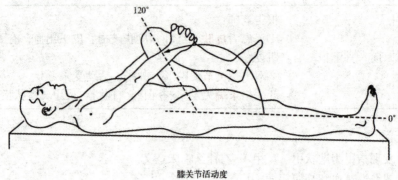

膝关节活动度

2. 真题重现

（1）72 号题：小腿和膝关节检查及浮髌试验

（2）72 号题标准答案

操作前准备	①自己准备	做好自己的准备，带上帽子（口述）	1分
	②患者准备	被检查者取坐位或仰卧位，双小腿自然放松并充分暴露。考生站在被检查者前面或右侧（口述）	
操作步骤	①视诊	双小腿和膝关节视诊： ①被检查者双小腿有无皮损或溃烂、皮下出血、粗细不等、肿胀、表浅静脉曲张等（1分） ②双膝关节有无畸形、肿胀、活动受限等（1分）	5.5分
	②触诊	双小腿和膝关节触诊： ①考生按压胫前皮肤：观察有无肿胀和凹陷；按压膝关节，观察膝关节有无压痛、肿胀（1分） ②浮髌试验：患者取平卧位，下肢伸直放松，医师一手虎口卡于患膝髌骨上极，并加压压迫髌上囊，使关节液集中于髌骨底面，另一手示指垂直按压髌骨并迅速抬起，按压时髌骨与关节面有碰触感，松手时髌骨浮起，即为浮髌试验阳性，提示有中等量以上关节积液（积液量＞50ml）（1.5分）	
	③动诊	膝关节活动度检查：屈曲被检查者膝关节，观察小腿后部与大腿后部能否相贴，关节能否伸直，膝关节活动度：0° 到 135°（1分）	
汇报结果	向考官汇报	报告老师： ①视诊：该患者双小腿皮肤正常，无溃疡，无窦道、无瘢痕、无色素沉着、无皮疹，小腿无静脉曲张；膝关节无畸形、肿胀、活动受限 ②触诊：小腿胫前皮肤肿胀及压痛，浮髌试验阴性 ③动诊：膝关节活动度：0° 到 135°	1分

3.考官提问

（1）浮髌试验阳性表现是什么？

答：按压髌骨时有浮动感（1分）。

（2）浮髌试验阳性的临床意义？

答：浮髌试验主要用于判断膝关节受损时是否合并关节积液。正常膝关节积液约5ml。浮髌试验阳性提示中等量以上的关节积液（＞50ml）（1分）。

（3）简单描述膝内翻和膝外翻时下肢的形态。

答：膝内翻患者并腿直立时，小腿内旋偏斜（向内偏斜）、膝关节向内形成角度，双下肢（小腿）成"O"形。膝外翻患者并腿直立时，小腿外旋偏斜（向外偏斜）、膝关节向外形成角度，双下肢（小腿）成"X"形（1分）。

第4节　肛门指诊

1.基础知识

（昭昭老师提示：操作步骤顺序为1 放 →2 插 →3 夹 →4 转 →5 拔 →6 看）

（1）放、插　考生右手示指戴指套或手套，并涂以润滑剂，将示指置于肛门外口轻轻按摩，等患者肛门括约肌适应放松后，再徐徐插入肛门、直肠内。

（2）夹、转　先检查肛门及括约肌的紧张度，再查肛管及直肠的内壁。注意有无压痛及黏膜是否光滑，有无肿块及搏动感。男性还可触诊前列腺与精囊，女性则可检查子宫颈、子宫、输卵管等。

（3）拔、看　拔出后，检查指套表现有无黏液、脓液及血迹。

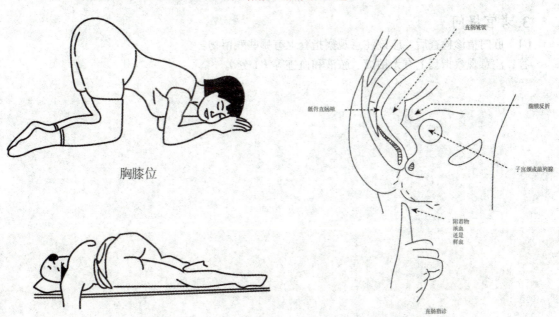

胸膝位

侧卧位

2.真题重现

（1）73号题：肛门指诊

（2）73号题标准答案

操作前准备	①自己准备	做好自己的准备，带上帽子、口罩（口述）	2分
	②患者准备	被检查者取左侧卧位、胸膝位或截石位：取左侧卧位或胸膝位时，考生站在被检查者右侧或后面；取截石位时考生站在被检查者前面（口述）	
	③物品准备	无菌手套一副、石蜡油（口述）	
操作步骤	具体步骤	①考生右手示指戴指套或手套，并涂以润滑剂，将示指置于肛门外口轻轻按摩，等患者肛门括约肌适应放松后，再徐徐插入肛门、直肠内 ②先检查肛门及括约肌的紧张度，再查肛管及直肠的内壁。注意有无压痛及黏膜是否光滑，有无肿块及搏动感 ③男性还可触诊前列腺与精囊，女性则可检查子宫颈、子宫、输卵管等 ④拔出后，检查指套表现有无黏液、脓液及血迹	2分
汇报结果	向考官汇报	报告老师： ①该患者肛门括约肌肌张力正常 ②肛门和直肠皱襞无压痛、肿块和狭窄 ③手套或指套上有无分泌物及血迹等	2分

3.考官提问

（1）肛门指诊检查后，应该注意观察指套上有哪些残留物？

答：注意观察指套上有无粘液、脓液和血迹等（1分）。

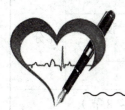

第六章　神经系统检查

第1节　神经反射检查

一、腹壁反射检查

（昭昭老师提示：检查顺序是由内向外，自上而下）

1. 基础知识

（1）考生用钝头竹签分别沿肋缘下（胸髓 7 ~ 8 节）、脐平（胸髓 9 ~ 10 节）及腹股沟上（胸髓 11 ~ 12 节）的方向，由外向内轻划两侧腹壁皮肤，分别称为上、中、下腹壁反射。

（昭昭老师速记："七上八"下 →"上"腹壁反射是"7、8"）

（2）正常反应是上、中或下部局部腹肌收缩。

（3）考生需检查双侧反射，若只检查一侧扣0.5分。

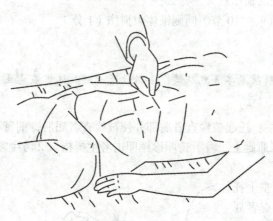

腹壁反射

2. 真题重现

（1）74号题：腹壁反射检查

（2）74号题标准答案

操作前准备	①自己准备	做好自己的准备，带上帽子（口述）	1分
	②患者准备	检查时，患者排尿后仰卧位，下肢稍屈曲，使腹壁松弛，考生站在被检查者右侧（口述）	
	③物品准备	叩诊锤或棉签（口述）	
操作步骤	具体步骤	①考生用钝头竹签分别沿肋缘下（胸髓 7～8 节）、脐平（胸髓 9～10 节）及腹股沟上（胸髓 11～12 节）的方向，由外向内轻划两侧腹壁皮肤，分别称为上、中、下腹壁反射（1分） ②正常反应是上、中或下部局部腹肌收缩（1分） ③考生需检查双侧反射，若只检查一侧扣 0.5 分（1分）	3分
汇报结果	向考官汇报	报告老师： 该患者腹壁反射正常，无明显减弱或消失，如果某一腹壁反射消失，多提示相应的脊髓节段损伤（1分）	1分

3.考官提问

（1）神经反射有哪些反射弧构成？

答：神经反射弧由感受器、传入神经元、中枢和传出神经元、效应器构成（1分）。

（2）中腹壁反射的反射弧位于哪里？

答：中腹壁反射中枢在胸髓 9～11 节段（1分）。

（3）一侧腹壁反射消失的临床意义是什么？

答：显示平肚脐（胸髓 9～10 节）同侧锥体束损伤（1分）。

二、肱二头肌反射

昭昭老师提示：左手触摸肱二头肌肌腱，务必让患者的肢体搭在考生的前臂上放松

1.基础知识

（1）坐位检查 ①考生左手托起被检查者肘部并使被检查者屈肘，前臂稍内旋置于考生前臂上，考生左手拇指置于肱二头肌肌腱上，右手持叩诊锤叩击考生拇指。②考生需检查双侧反射，若只检查一侧扣 0.5 分。

（2）卧位检查 ①考生左手托起被检查者肘部并使被检查者屈肘，前臂稍内旋置于被检查者腹部，考生左手拇指置于肱二头肌肌腱上，右手持叩诊锤叩击考生拇指。②考生需检查双侧反射，若只检查一侧扣 0.5 分。

（3）临床意义 肱二头肌反射中枢位于颈髓 5～6 节。

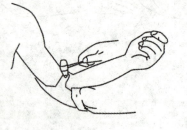

肱二头肌反射（左侧）

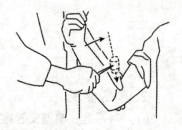

肱二头肌反射（右侧）

昭昭老师速记："一个人是"250"下 → 肱"2"头肌反射对应颈髓"5""

2. 真题重现

（1）75 号题：肱二头肌反射检查

（2）75 号题标准答案

操作前准备	①**自己**准备	做好自己的准备，带上帽子（口述）	1分
	②**患者**准备	被检查者取坐位或仰卧位，坐位时被检查者双上肢自然悬垂于躯干两侧，仰卧位时双上肢自然伸直置于躯两旁、双下肢自然伸直，考上站在被检查者右侧（口述）	
	③**物品**准备	叩诊锤（口述）	
操作步骤	**坐位**检查	①考生左手托起被检查者肘部并使被检查者屈肘，前臂稍内旋于考生前臂上，考生左手拇指置于肱二头肌肌腱上，右手持叩诊锤叩击考生拇指（0.5分） ②考生需检查双侧反射，若只检查一侧扣（0.5分）	1分
	卧位检查	①考生左手托起被检查者肘部并使被检查者屈肘，前臂稍内旋置于被检查者腹部，考生左手拇指置于肱二头肌肌腱上，右手持叩诊锤叩击考生拇指（0.5分） ②考生需检查双侧反射，若只检查一侧扣（0.5分）	1分
汇报结果	向考官汇报	报告老师： ①肱二头肌反射表现为叩击肱二头肌肌腱时引发肱二头肌收缩、前臂屈曲动作 ②肱二头肌反射对应的脊髓节段是 C4 ~ 5	1分

3. 考官提问

（1）请描述正常肱二头肌反射的表现及其反射中枢定位是哪里。

答：正常肱二头肌反射表现为敲击肱二头肌时，可使肱二头肌收缩，前臂快速屈曲。反射中枢定位在颈髓 5 ~ 6 节（1分）。

三、膝反射

（昭昭老师提示：操作较为简单）

1. 基础知识

（1）卧位检查：①体位：被检查者取仰卧位，考生站在被检查者右侧。②检查者以左手托起其膝关节使之屈曲约120°用右手持叩诊锤叩击膝盖髌骨下方股四头肌腱，可引起小腿伸展。③考生应检查双侧膝反射，若只检查一侧扣 1 分。

（2）坐位姿势 1 检查：①体位：被检查者取坐位并自然屈曲膝关节成90°左右，考生站在被检查者右侧。②检查者左手置于被检查者腘窝处，轻轻托起被检查者膝关节，右手持叩诊锤叩击髌骨下缘和胫骨粗隆之间的股四头肌肌腱。③考生应检查双侧膝反射，若只检查一侧扣 1 分。

（3）坐位姿势 2 检查：①体位：被检查者取坐位并自然屈曲膝关节成 90° 左右，然后将一侧下肢架于另一侧下肢之上，放松（架二郎腿姿势），考生站在被检查者右侧。②考生左手示指位于被检查者髌骨上方，右手持叩诊锤叩击髌骨下缘和胫骨粗隆之间的股四头肌肌腱。③考生应检查双侧膝反射，若只检查一侧扣 1 分。

（4）临床意义 膝反射中枢位于腰髓 2 ~ 4 节。

（昭昭老师速记："七上八"下 → "上"腹壁反射是"7、8"）

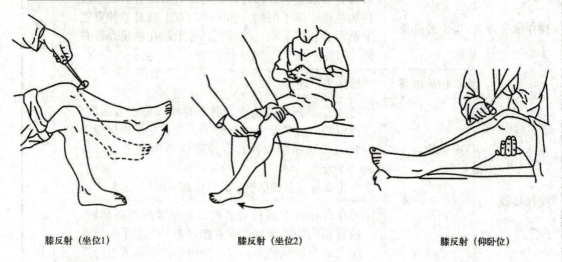

膝反射（坐位1）　　　　膝反射（坐位2）　　　　膝反射（仰卧位）

2. 真题重现

（1）76 号题：膝反射检查

（2）76 号题标准答案

操作前准备	①自己准备	做好自己的准备，带上帽子（口述）	1分
	②患者准备	让患者取相应体位（口述）	
	③物品准备	叩诊锤（口述）	
操作步骤	卧位检查	①体位：被检查者取仰卧位，考生站在被检查者右侧	3分
		操作步骤： ①检查者以左手托起其膝关节使之屈曲约 120° 用右手持叩诊锤叩击膝盖髌骨下方股四头肌肌腱，可引起小腿伸展 ②考生应检查双侧膝反射，若只检查一侧扣 1 分	

【续表】

操作步骤	坐位姿势1检查	①体位：被检查者取坐位并自然屈曲膝关节成 **90°** 左右，考生站在被检查者右侧	3分
		操作步骤： ①检查者左手置于被检查者腘窝处，轻轻托起被检查者膝关节，右手持叩诊锤叩击髌骨下缘和胫骨粗隆之间的股四头肌肌腱 ②考生应检查双侧膝反射，若只检查一侧扣1分	
	坐位姿势2检查	①体位：被检查者取坐位并自然屈曲膝关节成90°左右，然后将一侧下肢架于另一侧下肢之上，放松（**架二郎腿姿势**），考生站在被检查者右侧	3分
		操作步骤： ①考生左手示指位于被检查者髌骨上方，右手持叩诊锤叩击髌骨下缘和胫骨粗隆之间的股四头肌肌腱。 ②考生应检查双侧膝反射，若只检查一侧扣1分。	
汇报结果	向考官汇报	报告老师： ①膝反射正常表现为叩击股四头肌肌腱时，引发股四头肌收缩，小腿伸展动作 ②膝反射消失多提示**第4腰神经**受损	1分

3.考官提问

（1）正常膝反射的表现是什么？

答：表现为叩击股四头肌肌腱时，引起骨四头肌收缩，下肢伸展动作（1分）。

四、跟腱反射

（昭昭老师提示：敲击时候，患者的体位一定要合适，考生手握持患者的部位要准确）

1.基础知识

（1）跪位姿势检查：①体位：被检查者双膝跪位并背对考生，臀部上抬，双侧踝关节自然悬垂。
②操作步骤：考生右手持叩诊锤叩击跟腱。考生须检查双侧反射，若只检查一侧扣0.5分。

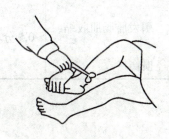
仰卧位检查法

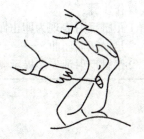
俯卧位检查法

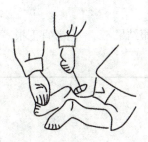
跪位检查法

（2）坐位姿势1检查：①**体位**：被检查者取仰卧位，外展下肢并屈曲髋、膝关节。②**操作步骤**：考生左手推压被检查者足掌，使其踝关节过伸，右手持叩诊锤叩击跟腱。考生须检查双侧反射，若只检查一侧扣 0.5 分。

（3）坐位姿势2检查：①**体位**：被检查者取仰卧位，自然伸直下肢。②**操作步骤**：考生左手握持被检查者足趾，上抬被检查者下肢并使其下肢伸直，踝关节过伸，右手持叩诊锤叩击跟腱。考生需检查双侧反射，若只检查一侧扣 0.5 分。

（4）临床意义 跟腱反射中枢位于**骶髓 1 ～ 2 节**。

（昭昭老师速记：“一”帮“跟”班 → “1”是“跟”腱反射）

2. 真题重现

（1）77 号题：跟腱反射检查

（2）77 号题标准答案

操作前准备	①**自己**准备	做好自己的准备，带上帽子（口述）	1 分
	②**患者**准备	让患者取相应体位（口述）	
	③**物品**准备	叩诊锤（口述）	
操作步骤	跪位姿势检查	①**体位**：被检查者双膝跪位并背对考生，臀部上抬，双侧踝关节自然悬垂	1.5 分
		②**操作步骤**：考生右手持叩诊锤叩击跟腱。考生须检查双侧反射，若只检查一侧扣 0.5 分	
	坐位姿势1检查	①**体位**：被检查者取仰卧位，外展下肢并屈曲髋、膝关节	1.5 分
		②**操作步骤**：考生左手推压被检查者足掌，使其踝关节过伸，右手持叩诊锤叩击跟腱。考生须检查双侧反射，若只检查一侧扣 0.5 分	
	坐位姿势2检查	①**体位**：被检查者取仰卧位，自然伸直下肢	1.5 分
		②**操作步骤**：考生左手握持被检查者足趾，上抬被检查者下肢并使其下肢伸直，踝关节过伸，右手持叩诊锤叩击跟腱。考生需检查双侧反射，若只检查一侧扣 0.5 分	
汇报结果	向考官汇报	操作步骤： ①跟腱反射表现为叩击跟腱时，引发腓肠肌收缩，足向跖面屈曲 ②跟腱反射消失多提示**骶 1 神经**损伤	0.5 分

第2节 病理反射检查

一、Babinski征

1. 基础知识

（1）考生左手扶持被检查者踝关节，右手用竹签沿患者足底外侧缘，由后向前至小趾近跟部并转向内侧，阳性反应为踇趾背伸，其余四趾呈扇形展开。

（昭昭老师速记：类似于"孔雀开屏"）

（2）考生须检查双侧反射，若只检查一侧扣1分。

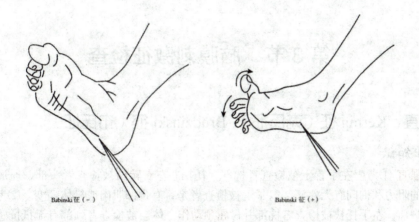

Babinski征（-）　　　　Babinski征（+）

2. 真题重现

（1）78号题：Babinski征检查

（2）78号题标准答案

操作前准备	①自己准备	做好自己的准备，带上帽子（口述）	1分
	②患者准备	被检查者取仰卧位，双上肢自然伸直置于躯干两侧，双下肢自然伸直，考生站在被检查者右侧，嘱被检查者放松（口述）	
	③物品准备	叩诊锤（口述）	
操作步骤	具体步骤	①考生左手扶持被检查者踝关节，右手用竹签沿患者足底外侧缘，由后向前至小趾近跟部并转向内侧，阳性反应为踇趾背伸，其余四趾呈扇形展开 ②考生须检查双侧反射，若只检查一侧扣1分	2分

【续表】

汇报结果	向考官汇报	①阳性表现为踇指背伸，其余四趾向背部呈扇形张开 ② Babinski 征阳性多提示上运动神经元损伤	1分

3.考官提问

（1）男性，65岁，高血压病史10年，早晨锻炼时突发剧烈头痛2小时，头颅CT示左侧基底节出血，体检时可能有哪些重要神经系统体征？

答：右侧肢体瘫痪、右侧偏身针刺觉（痛觉）减退（0.5分）（答"右侧偏身温度觉减退"亦得分）、右侧病理征阳性（0.5）。

（2）请描述一下Babinksi征的阳性表现。

答：阳性表现为拇趾背伸，其余四趾呈扇形张开（1分）。

（3）女孩，8岁。发热3天伴嗜睡来急诊。体检时重点检查什么项目。

答：生命体征、意识状态、心肺听诊、脑膜刺激征、病理反射等（1分）。

第3节　脑膜刺激征检查

一、颈强直、Kernig 征（克氏征）、Brudzinski 征（布氏征）

1.基础知识

（1）颈强直 ①考生左手置于被检查者枕部，托扶并左右转动被检查者头部，通过观察或感觉被动运动时的阻力和询问有无疼痛，以了解被检查者是否有颈部肌肉或椎体病变。②考生右手轻按压被检查者胸前，左手托扶被检查者枕部并做屈颈动作，体会被检查者颈部有无抵抗感及其程度。

（2）Kernig 征（克氏征）①考生左手固定被检查者右侧或左侧膝关节，右手托持于被检查者右侧或左侧足跟部，屈曲髋、膝关节使之均呈90°屈曲，右手抬高被检查者小腿并使之伸膝。②考生需检查双侧 Kernig 征，若只检查一侧扣0.5分。 昭昭老师速记："135""克"

（3）Brudzinski 征（布氏征）检查者一手托起被检查者枕部，另一手按于其胸前，前屈头部，观察双髋与膝关节有无屈曲动作。 昭昭老师速记："屈髋屈膝"说"不（布）"

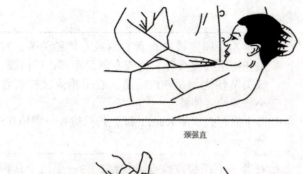

颈强直

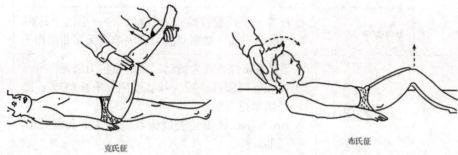

克氏征   布氏征

2. 真题重现

（1）79号题：脑膜刺激征检查

（2）79号题标准答案

操作前准备	①自己准备	做好自己的准备，带上帽子（口述）	1分
	②患者准备	被检查者去枕仰卧位，双上肢自然伸直置于躯干两侧，双下肢自然伸直，考生站在被检查者右侧，嘱被检查者放松（口述）	
	③物品准备	叩诊锤（口述）	
操作步骤	颈强直	①考生左手置于被检查者枕部，托扶并左右转动被检查者头部，通过观察或感觉被动运动时的阻力和询问有无疼痛，以了解被检查者是否有颈部肌肉或椎体病变。②考生右手轻按压被检查者胸前，左手托扶被检查者枕部并做屈颈动作，体会被检查者颈部有无抵抗感及其程度	2分

【续表】

操作步骤	Kernig 征	①考生左手固定被检查者右侧或左侧膝关节，右手托持于被检查者右侧或左侧足跟部，屈曲髋、膝关节使之均呈 90° 屈曲，右手抬高被检查者小腿并使之伸膝 ②考生需检查双侧 Kernig 征，若只检查一侧扣 0.5 分	1.5 分
	Brudzinski 征	检查者一手托起被检查者枕部，另一手按于其胸前，前屈头部，观察双髋与膝关节有无屈曲动作	1 分
汇报结果	向考官汇报	①颈强直阳性表现为被动屈颈时抵抗力增强 ②Kernig 征阳性表现为伸膝受阻伴有疼痛或下肢屈肌牵拉痉挛 ③Brudzinski 征阳性表现为双侧膝关节和髋关节屈曲 ④正常人脑膜刺激征为阴性	2.5 分

3.考官提问

（1）女性，26 岁。突发剧烈头痛 2 小时，初步诊断蛛网膜下腔出血，既往体健，体检时可能有哪些神经系统体征？

答：颈项强直（0.5 分）、kernig 征阳性。Brudzinski 征阳性（0.5 分）。

（2）请简述一下 Kerning 征阳性。

答：病人取仰卧位，屈髋关节、膝关节至 90°，逐渐伸直膝关节至 135° 或以上，如伸膝受阻伴疼痛或下肢屈肌牵拉痉挛者为阳性（1 分）。

（3）肌张力增高，有哪两种类型？

答：肌张力增高包括折刀样肌张力增高(痉挛状态)和铅管样肌张力增高(铅管样强直)（1 分）。

（4）需要除外哪些情况，才能确定颈强直为脑膜刺激征。

答：需要除外颈椎、颈部肌肉局部病变后才能确认颈强直为脑膜刺激征（1 分）。

第三站

西医项目、公共卫生及中医项目

时间 30 分钟　分数 40 分

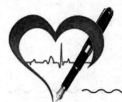 # 导 学 本站考试的特点

一、心理准备

　　1. 与老师面对面的交流，适度紧张，举止得体。

　　2. 心里准备好操作的各项内容。

　　3. 很多地区都是真人操作，别紧张，按照平时操作即可。

二、考生需要备好物品

　　1. 白大衣。

　　2. 口罩、帽子。

　　3. 根据当地考试情况准备查体工具。

三、操作过程中注意事项

　　1. 考生做到举止礼貌，礼貌用语。开场要说：老师您好，我是**号考生***，我来参加第二站考试。结束要说：报告老师，操作完毕，谢谢您！在整个考试过程中，考生始终要把自己放在考生的角色，不管你的年纪、职位等情况，一律要表现为学生的低姿态，不要顶嘴。

　　2. 操作过程中，做到标准，规范，言简意赅，不要过分赘述。

　　3. 注意查体、回答的细节。

　　4. 整个操作过程中始终坚持无菌操作。

　　5. 整个操作过程中要有爱伤意识。

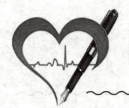

第一章　西医项目

第1节　心肺复苏

一、基础知识

1. 操作前准备

使患者仰卧于硬质平面上。

2. 初步处理

①判断周围环境是否安全 → ②拍打双肩，判断意识是否丧失 → ③大声呼救，病嘱咐身边的人拨打 120 电话 → ④判断患者生命体征：站在患者右侧，脸贴近患者口鼻、眼睛斜视其胸廓判断呼吸（口述胸廓无起伏、面部无气流扑面的气息）→ ⑤触摸颈动脉搏动（口述颈动脉搏动消失），诊断患者心脏骤停。

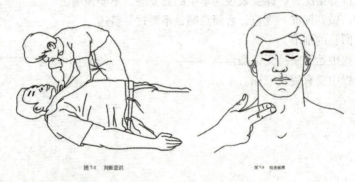

图 7-1　判断意识　　　　　　　　　图 7-3　检查脉搏

2. 心肺复苏操作过程

（1）心肺复苏的顺序是：C→A→B 原则即胸外心脏按压 → 开放气道 → 人工呼吸。

（2）考生立或跪在患者身体右侧；两手掌根部重叠置于胸骨中、下 1/3 交界处（婴幼儿按压部位在胸骨中部），手指抬起不触及胸壁。

（3）肘关节伸直，借助身体重力垂直向下按压，按压力度使胸骨下陷至少 5cm，立刻放松，按压和放松时间一致，放松时手掌不离开按压部位。按压频率至少 100 次 / 分钟。按压与放开比例为1∶1。

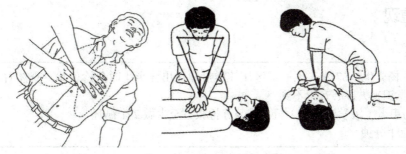

图 7-5 胸外按压部位　　　　图 7-6 胸外按压方法

（4）清除口、鼻腔分泌物、异物等，保持呼吸道通畅。

（5）右手抬起患者颈部，使其头部后仰，左手按压患者前额保持其头部后仰位置，使患者下颌和耳垂连线与地面垂直，右手将患者的下颌向上提起，左手以拇指和示指捏紧患者的鼻孔。

（6）平静吸气后，将口唇紧贴患者口唇，把患者口部完全包住，深而快地向患者口内吹气，应持续 1 秒钟以上，直至患者胸廓向上抬起。吹气量每次 400 ～ 600ml，吹气频率每分钟 8 ～ 10 次 / 分。

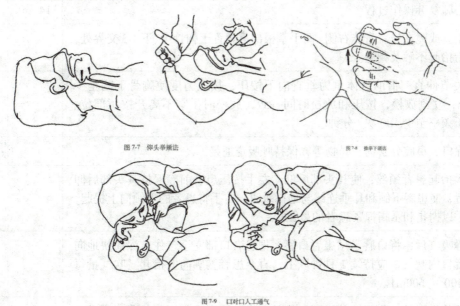

图 7-7 仰头举颏法　　　　图 7-8 推举下颌法

图 7-9 口对口人工通气

（7）然后使患者的口张开，并松开捏鼻的手指，观察胸部恢复状况，再进行下一次人工呼吸。

（8）每胸外按压 30 次进行 2 次人工呼吸。

（9）评价患者心肺复苏是否有效，中间间隔时间不能超过 15 秒。至少要做 5 组心肺复苏。

（10）判断复苏效果：观察颈动脉搏动、瞳孔对光反射、意识、自主呼吸、皮肤颜色。

二、真题重现

1号题

【临床情景】杨先生，67岁。因心前区压榨样疼痛伴出汗半小时急诊就诊。查体时，患者突然四肢抽搐，意识丧失，心音听不到。
【要求】请为患者（医学模拟人）行心肺复苏抢救，至少做2个循环。
【考试时间】11分钟

1号标准答案

评分标准	总分20分	
（一）操作前准备	2分	
使患者仰卧于硬质平面上。		2分
（二）心肺复苏操作过程	14分	
1. 考生立或跪在患者身体右侧。两手掌根部重叠置于胸骨中、下1/3交界处，手指抬起不触及胸壁。		2分
2. 肘关节伸直，借助身体重力垂直向下按压，按压力度使胸骨下陷至少5cm，立刻放松，按压和放松时间一致，放松时手掌不离开按压部位。按压频率至少100次/分钟。		2分
3. 清除口、鼻腔分泌物、异物等，保持呼吸道通畅。		2分
4. 右手抬起患者颈部，使其头部后仰，左手按压患者前额保持其头部后仰位置，使患者下颌和耳垂连线与地面垂直，右手将患者的下颌向上提起，左手以拇指和示指捏紧患者的鼻孔。		2分
5. 平静吸气后，将口唇紧贴患者口唇，把患者口部完全包住，深而快地向患者口内吹气，应持续1秒钟以上，直至患者胸廓向上抬起。吹气量每次400～600ml。		2分
6. 然后使患者的口张开，并松开捏鼻的手指，观察胸部恢复状况，再进行下一次人工呼吸。		2分
7. 每胸外按压30次进行2次人工呼吸，至少做2个循环。		2分
（三）提问	2分	
婴幼儿心外按压的要求有哪些？ 答：婴幼儿心脏位置较高，按压部位在胸骨中部（1分），频率至少100次/分，按压深度应结合患儿的大小，在1.5～3.5cm的范围内（1分）。		2分
（四）职业素质	2分	

【续表】

1. 操作时动作迅速准确，不慌乱，操作结束后向患者家属告知急救结果以及下一步处理意见。 2. 着装整洁，仪表端庄，举止大方，语言文明，认真细致，表现出良好的职业素质。	2分

第2节　吸氧术

一、基础知识

1.操作前准备

（1）**自己准备** 戴帽子、口罩（头发、鼻孔不外露），洗手（口述）。

（2）**患者准备** 将治疗台（盘）置于床旁，向患者解释吸氧目的。

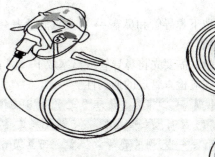

（3）**物品准备** 手电筒、棉签、氧气连接装置、湿化瓶、一次性吸氧管、碗盘、0.9%生理盐水等。

（昭昭老师提示：物品准备需要按照操作顺序拿东西就不会遗漏，即①手电筒→②棉签→③吸氧连接装置/湿化瓶→④弯盘→⑤生理盐水→⑥一次性吸氧管）

2.面罩吸氧操作过程

（昭昭老师提示：先冒泡→再固定→再记录）

（1）用**手筒**检查患者鼻腔，用**湿棉签**清洁两侧鼻孔。

（2）查看**氧气表**，确定氧气瓶内的氧气量。

（3）安装**湿化瓶**，连接氧气管。

（4）先打开氧气瓶开关，再打开**流量表**开关，将吸氧管末端置入装有生理盐水的碗盘中，如果有**气**

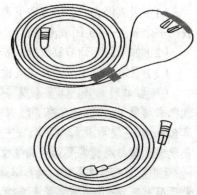
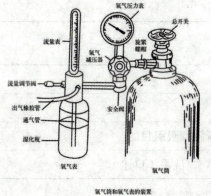
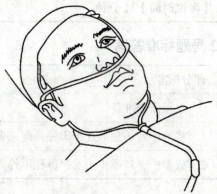

氧气筒和氧气表的装置

泡冒出，说明氧气管通畅。（昭昭老师提示：所有管道置入时务必先检查其通畅性）

（5）三种不同的吸氧方式

吸氧方式	固定方式	吸氧浓度
单鼻吸氧	**单鼻**吸氧管置入深度是进入**鼻尖到耳垂深度的2/3**，并用胶布做蝶形固定	根据病情调节氧流量
双鼻吸氧	**双鼻**吸氧管直接置入鼻腔**固定**，绕过耳后，在下颌下方固定即可	根据病情调节氧流量
鼻塞吸氧	将鼻塞置于一侧的鼻腔前庭，鼻塞大小以恰能塞住闭孔为宜，固定鼻塞	根据病情调节氧流量
面罩吸氧	**面罩**吸氧管调整好位置，**松紧带固定**，松紧适度	6 ~ 8L/min

（6）观察吸氧情况，记录开始给氧时间，氧流量。

3. 注意事项

（1）吸氧停止时，应先取下鼻导管和鼻塞 → 再关氧流量表 → 关闭总开关；然后，开氧流量表放出多余氧气 → 关闭氧流量表。

（2）如果需要调节氧流量，需要先将鼻导管或鼻塞取下，调节好氧流量后，再连接。

（3）管道在应用时，首先应检查管道的通畅性。

（昭昭老师总结：①手电筒 → ②棉签（清理鼻道）→ ③连接吸氧装置（将吸氧装置链接到氧气瓶或墙壁上 → ④湿化瓶、弯盘倒入生理盐水 → ⑤湿化瓶连接到吸氧装置上 → ⑥吸氧管连接到湿化瓶上 → ⑦打开氧气总开关 → ⑧调节合适氧流量（面罩是 6 ~ 8L/min，单鼻导管吸氧和双鼻导管吸氧根据病情需要调节氧流量））→ ⑨将吸氧管末端置入盛有生理盐水的弯盘中，有气泡冒出 → ⑩固定（单鼻吸氧管：插入深度鼻尖到耳垂连线的2/3，用胶布蝶形固定；双鼻吸氧管，直接固定于面部下方；面罩吸氧管（先插入氧气管，再扣上面罩））→ ⑪记录吸氧的时间和吸氧的流量）

二、真题重现

2 号题

【临床情景】冯女士，77 岁。患急性心肌梗死，需吸氧治疗。 【要求】请为患者（医学模拟人）行面罩吸氧。 【考试时间】11 分钟

2 号题标准答案

评分标准	总分20分	
（一）操作前准备	6分	
1. 将治疗台（盘）置于床旁，向患者解释吸氧目的。		1分
2. 戴帽子、口罩（头发、鼻孔不外露），洗手（口述）。		1分

【续表】

3. 用手电筒检查患者鼻腔，用湿棉签清洁两侧鼻孔。	1分
4. 查看氧气表，确定氧气瓶内的氧气量。	1分
5. 安装湿化瓶，连接氧气管。	2分
（二）面罩吸氧操作过程	10分
1. 先打开氧气瓶开关，再打开流量表开关，检查氧气管是否通畅。	3分
2. 将氧气管连接于面罩的进气孔上。	2分
3. 置面罩于患者口鼻部。调整好位置，松紧带固定，松紧适度。	2分
4. 观察吸氧情况，视病情调节氧流量。	2分
5. 记录开始给氧时间，氧流量。	1分
（三）提问	2分
1. 吸氧时为什么要用湿化瓶？ 答：为了保持患者吸入的气体湿度，防止气道干燥引起不适及黏膜损伤。 2. 应用面罩吸氧有哪些优缺点？ 答：面罩吸氧主要的优点是吸氧浓度相对稳定，可按需调节，对鼻黏膜的刺激小（0.5分）。缺点是在一定程度上影响患者的咳痰、进食（0.5分）。	2分
（四）职业素质	2分
1. 操作前能以和蔼的态度告知患者配合的方法。操作中无菌观念强，动作规范，体现爱护患者的意识。操作结束后能告知患者相关注意事项。 2. 着装整洁，仪表端庄，举止大方，语言文明，认真细致，表现出良好的职业素质	2分

第3节 切开、缝合、打结、拆线

一、基础知识

1. 切开

（1）切开的主要器械是手术刀手术刀分为刀片和刀柄两部分。刀片通常有圆和尖两种类型以及大、中、小三种规格。使用前用针器夹

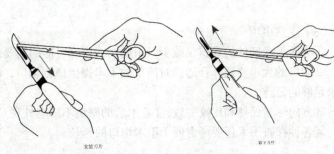

安装刀片　　　　　　　　取下刀片

持刀片背侧，和刀柄的沟槽嵌合推入即可，不可用手操作。术毕用同法取出刀片。

（2）安装和取出刀片正确（如图）。

（3）不同方式 根据切口的部位、大小和性质的不同，执刀的方式常有以下四种：执笔式、握持式、执弓式、反挑式。

执弓法	适用于较大的胸腹部切口（刀和皮肤呈 15° 角）
抓持法	适用于范围较广的大块组织切割，如截肢等
执笔法	适用于小的皮肤切口或较为精细组织的解剖等（手术刀和组织间保持 45° 角）
反挑法	先将刀锋刺入组织，再向上反挑；适用于胆管、肠的切开，局部小脓肿切开等

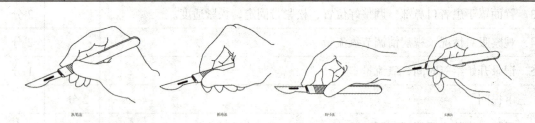

（4）切开步骤

①切开前再次消毒一次，用齿镊检查切口的麻醉情况，通知醉师手术开始。

②切开时不可使皮肤随刀移动，术者应该分开左手拇指和示指，绷紧、固定切口两侧皮肤，较大切口应由术者和助手用左手边缘或纱布垫相对应地压迫皮肤。

③刀刃与皮肤垂直，否则切成斜形的创口，不易缝合，影响愈合；切开时用力要均匀，一刀切开皮肤全层，避免多次切割致切口不整齐。切开的要点是垂直下刀 → 水平走行 → 垂直出刀，用力均匀。

④电刀切开技术方法：按前述方法将皮肤切至真皮层，在术者和助手使用齿镊相对提起组织后，使用电刀逐层切开皮肤、皮下组织。

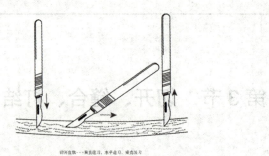

切开皮肤---垂直进刀、水平走刀、垂直出刀

（5）注意事项

①方便手术区域的暴露。减少组织损伤，避开可能的主要血管和神经。

②切口的大小要选择合适，对简单的手术提倡微创切口，而复杂的恶性肿瘤根治等手术则尽量要求足够的显露。

③方向尽量保持和皮纹一致，注意术后的瘢痕不影响外观（如乳腺、甲状腺）和各种关节的功能。

④各种探查手术还要考虑便于手术切口的延长。

2. 缝合、剪线

（1）器械准备（以腹部手术缝合为例）：1、4、7号丝线若干（供术者作选择用）；常规腹部外科的缝针数套；手术刀1把；无齿镊、有齿镊各1把；持针器1把；小直止血钳2把；线剪1把；三种型号的手套各1盒。

（2）分类　根据缝合后切口边缘的形态分为单纯、内翻、外翻缝合三类，每类又有间断或连续缝合两种。

①单纯缝合法　为外科手术中广泛应用的一种缝合法，缝合后切口边缘对合。

a. 单纯间断缝合法　简单、安全，不影响创缘的血运，最常用。常用于皮肤、皮下组织、腹摸及胃肠道等的缝合。一般皮肤缝合的针距约1~2cm、边距约0.5~1cm。

b. 单纯连续缝合法　优点是节用线和时间，减少线头，创缘受力较均匀，对合较严密；缺点是一处断裂则全松脱。常用于缝合腹膜、胃肠道和血管等，不适于张力较大组织的缝合。

以上两种方法常用于皮肤、皮下组织、腹膜及胃肠道等的缝合。

"8"字形缝合法	实际上是两个间断缝合，结扎交牢固且可节省时间。常用于缝合腱膜、腹直肌鞘前层及缝扎止血
连续扣锁缝合法	又称毯边（锁边）缝合法。闭合及止血效果较好，常用于胃肠道吻合时后壁全层缝合

②内翻缝合法　缝合后切口内翻，外面光滑，常用于胃肠道吻合。

a. 垂直褥式内翻缝合法　分间断与连续两种，常用的为间断法。在胃肠及肠肠吻合时用以缝合浆肌层。

b. 水平褥式内翻缝合法

间断水平褥式内翻缝合法	用以缝合浆肌层或修补胃肠道小穿孔
连续水平褥式内翻缝合法	多用于缝合浆肌层
连续全层水平褥式内翻缝合法	多用于胃肠吻合时缝合前壁全层

c. 荷包口内翻缝合法　用于埋藏阑尾残端，缝合小的肠穿孔或固定胃、肠、膀胱、胆囊造瘘等引流管。

③外翻缝合法　缝合后切口外翻，内面光滑。常用于血管吻合、腹膜缝合、减张缝合等，有时亦用于缝合松弛的皮肤（如老年或经产妇腹部、阴囊皮肤等），防止皮缘内卷，影响愈合。

如间断水平褥式外翻缝合法；间断垂直褥式外翻缝合法；连续外翻缝合法。

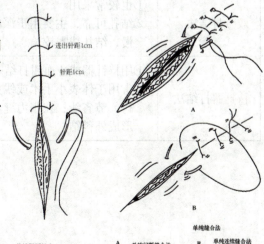

单纯间断缝合　　　A　单纯间断缝合法　　B　单纯连续缝合法

单纯缝合法

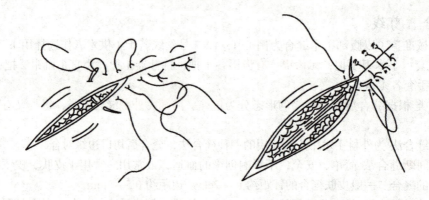

间断水平褥式外翻缝合法　　　　　　　间断垂直褥式外翻缝合法

（3）缝合过程

①消毒　缝合前先用 70% 酒精棉球消毒切口旁皮肤。

②器械准备　一手持有齿镊，另一手持持针钳，握持方法正确，持针钳夹针位置正确（于缝针的中后 1/3 ~ 1/4 处）

③缝合手法正确　垂直进针，沿缝针弧度挽出，不留死腔；针距、边距均为 1cm。

④剪线　此处深浅不同，使用专用的弯头（体腔深部）和直头的线剪（表浅部位）。剪线时由打结者将两线头尽并拢牵直，由持剪者将线剪尖端略微张开，沿线滑下，在接近线头，3 ~ 4mm 处将剪刀倾斜 45°，可刚好保留 2 ~ 3mm 线头处将线剪断。原则上，体内组织结扎的丝线线头保留 2mm；肠线线头保留 3 ~ 4mm；血管缝线保留 5 ~ 8mm；皮肤缝合的线头应留长一般为 5 ~ 8mm，便于以后拆除。

⑤对皮　缝合完毕后，皮肤对合整齐。

3. 打结

①打结方法

单手打结法	①最常用的一种方法 ②打结速度快，节省结，扎线，左右手均可打结，简便迅速
双手打结法	①也较常采用 ②结扎可靠，主要用于深部或组织张力较大的缝合结扎，缺点是打结速度较慢，结扎线需较长
持针器打结法	①用持针器或止血钳打结 ②常用于体表小手术或线头短用手打结有困难时，仅术者一人操作，方便易行，节省线；在张力缝合时，为防止滑脱，可在第一个结时连续缠绕两次形成外科结

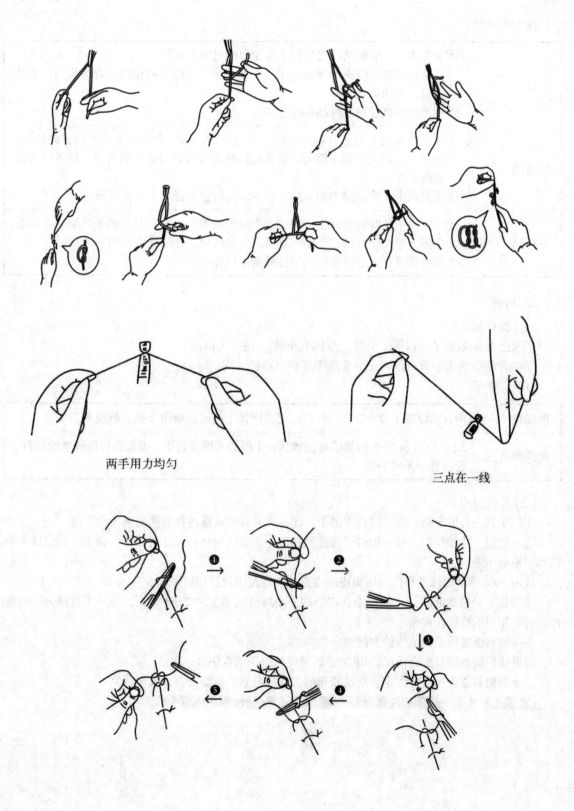

两手用力均匀

三点在一线

②结的种类

平结	①又称方结、缩帆结。是外科手术主要的打结方式 ②其特点是结扎线来回交错，第一个结与第二个结方向相反，着力均匀，不易滑脱，牢固可靠 ③用于较小血管和各种缝合时的结扎
三重结	①在平结基础上再重复第一个结，共三个结，第二个结和第三个结方向相反，加强了结扎线间的摩擦力，防止结线松散滑脱，因而牢固可靠，用于较大血管的结扎 ②重复两个二重结即为四重结，仅在结扎特别重要的大血管时采用
外科结	①打第一个结时缠绕两次，打第二个结时仅缠绕一次，其目的是让第一个结圈摩擦力增大，打第二个结时不易滑脱和松动，使结扎更牢固 ②大血管或有张力缝合后的结扎强调使用外科结

4. 拆线

（1）操作前准备

①**自己准备** 戴帽子、口罩（头发、鼻孔不外露），洗手（口述）。

②**患者准备** 患者取仰卧位，充分暴露手术切口部位。

③**物品准备**

拆线包	内含治疗碗（盘）2个，有齿、无齿镊各1把或止血钳2把，拆线剪刀1把
换药用品	2.5%碘酊和75%酒精棉球或碘伏，生理盐水棉球若干，根据伤口所选择的敷料、胶布卷，无菌手套

（2）换药过程

①用手移去外层敷料，内层敷料用镊子夹起，将其放置在盛污物的换药碗（盘）内。

②一把镊子接触伤口，另一把镊子传递换药碗中的清洁物品；操作过程中，镊子头部应低于手持部以避免污染。

③用70%酒精棉球消毒伤口周围皮肤 2 遍，消毒范围包括切口周围 5 ~ 6cm。

④用镊子轻轻提起线结，使原来在 皮下 的一小段缝线约 1 ~ 2mm 露出，另一手持线剪，贴着皮肤将 新露出的缝线段 剪断。

⑤持镊将缝线抽出，抽线的方向 朝向伤口侧。

⑥拆线后检查伤口愈合情况，用 70% 酒精棉球 重新消毒伤口一次。

⑦无菌敷料覆盖伤口并固定。粘贴胶布的方向应与躯干 长轴垂直，长短适宜。

（昭昭老师速记：镊子提起线结 → 减掉肉中的线 → 向切口方向牵拉）

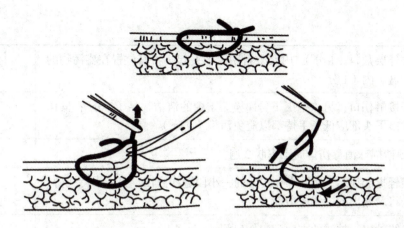

拆线过程示意图

（3）注意事项

①蝶形胶布的使用 拆线后如发现伤口愈合不良、裂开，可用蝶形胶布在酒精灯火焰上消毒后，将伤口两侧拉合固定，包扎。

②间断拆线 对于切口长、局部张力高、患者营养情况较差以及其他不利于伤口愈合因素的患者，在到了常规拆线时间时，有时可先间断拆去一半的缝线，余下的在 1 ~ 2 天后拆除。这样既减轻了延迟拆线造成皮肤针眼瘢痕，也确保了伤口的安全愈合。

③注意 拆线后伤口 24 小时内避免沾湿。短期（6 ~ 8 周）内避免剧烈活动，以免由于张力变化对伤口形成不利的影响。老年、体弱和服用糖皮质激素者的活动更为延后。

二、真题重现

3 号题

【临床情景】钱女士，44 岁。胃癌根治术后第 7 天，目前需切口拆线。 【要求】请为患者（医学模拟人或模具）切口拆线。 【考试时间】11 分钟	

3 号题标准答案

评分标准（全过程任何步骤违反无菌操作原则，一处扣 2 分）	总分 20 分	
（一）操作前准备	4 分	
1. 戴帽子、口罩（头发、鼻孔不外露）。		1 分
2. 患者取仰卧位，充分暴露手术切口部位，洗手（口述）。		1 分
3. 材料准备：两只换药碗（盘）、两把镊子、线剪、适量的 70% 酒精棉球和敷料等。		2 分
（二）换药过程	12 分	

【续表】

1. 用手移去外层敷料（1分），内层敷料用镊子夹起，将其放置在盛污物的换药碗（盘）内（1分）。		2分
2. 一把镊子接触伤口，另一把镊子传递换药碗中的清洁物品（2分）；操作过程中，镊子头部应低于手持部以避免污染（1分）。		3分
3. 用70%酒精棉球消毒伤口周围皮肤2遍。		1分
4. 用镊子轻轻提起线结，使原来在皮下的一小段缝线露出，另一手持线剪，贴着皮肤将新露出的缝线段剪断。		2分
5. 持镊将缝线抽出，抽线的方向朝向伤口侧。		2分
6. 拆线后检查伤口愈合情况，用70%酒精棉球重新消毒伤口一次。		1分
7. 无菌敷料覆盖伤口并固定。粘贴胶布的方向应与躯干长轴垂直，长短适宜。		1分
（三）提问	2分	
1. 头颈部切口一般术后第几天拆线？ 答：术后第3~5天拆线。 2. 拆线时为什么要提起线结，剪断重新露出的缝线段？ 答：皮肤表面的缝线可能有细菌污染，这样抽线时可避免细菌污染线道。		2分
（四）职业素质	2分	
1. 操作前能以和蔼的态度告知患者操作的目的，取得患者的配合。操作中无菌观念强，动作规范，体现爱护患者的意识。操作结束后告知患者相关注意事项。 2. 着装整洁，仪表端庄，举止大方，语言文明，认真细致，表现出良好的职业素质。		2分

第4节　开放性伤口的止血包扎

一、基础知识

1. 操作前准备
（1）自己准备 戴帽子、口罩、洗手（口述）。
（2）患者准备 快速检测患者的主要生命体征（口述）。
（3）物品准备 止血带、夹板、毛巾、绷带、胶布等。

2. 止血方法
（1）加压包扎法 用敷料覆盖伤口包扎，这种方法急救中最常用。

（2）填塞止血法　用消毒的纱布、棉垫等敷料填塞在伤口内，再用绷带、三角巾等加压包扎，常用于颈部、臀部等较深的伤口。

（3）指压止血法　适用于头颈部及四肢的动脉出血的急救。

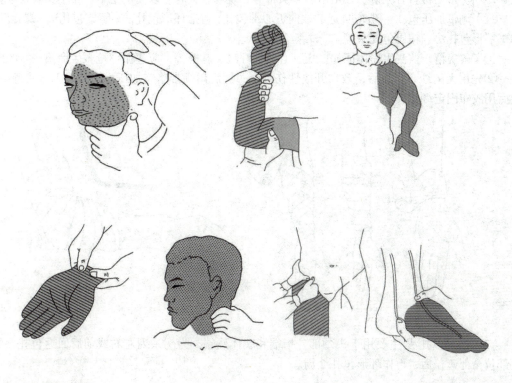

（4）止血带止血法

部位	止血带位置选样：上臂、大腿的中上 1/3
操作步骤	①应将患侧肢体抬高 2～3 分钟，增加回心血量 → ②止血带处置衬垫物，将橡皮止血带适当拉紧、拉长，缠绕肢体 2～3 周 → ③绕扎松紧程度以控制出血、动脉摸不到搏动为宜 → ④在标志牌上记录使用止血带的开始时间（注意止血带应该每隔 1 小时，放开 1 次，松开时间约 1～2 分钟，否则会导致肢体缺血坏死）
包扎	充分暴露肢体，伤口创面用无菌纱布或棉垫覆盖并用绷带固定

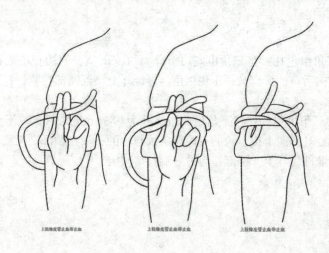

上肢橡皮管止血带止血　　　上肢橡皮管止血带止血　　　上肢橡皮管止血带止血

3. 包扎方法

包扎在急救中应用广泛，主要目的是压迫止血、保护伤口、固定敷料、减少污染、固定骨折与关节、减少疼痛。常用材料有绷带、三角巾、多头带等，现场急救时可以使用毛巾、布单、衣物等替代。

（1）绷带加压包扎 一般应自远心端向近心端包扎，包括环形包扎法、螺旋包扎法、螺旋反折法、"8"字形包扎法、帽氏包扎法等。

①了解病情，监测生命体征如血压、心跳、呼吸、脉搏等，应遵循"抢救生命第一"的原则。

②先用无菌纱布叠加后，敷在开放性伤口上，然后用绷带略施加压力，按以下方法缠绕固定，最后用胶布固定绷带头。

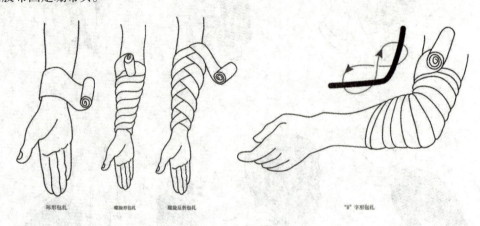

环形包扎　　螺旋形包扎　　螺旋反折包扎　　　　　　"8"字形包扎

（2）帽氏包扎法 主要用于头颈部、指端和肢体残端，为一系列左右或前后回返包扎，将被包扎部位全部遮盖后，再作环形包扎2周。

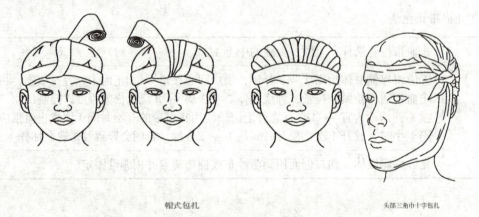

帽式包扎　　　　　　　　　　　　头部三角巾十字包扎

①头部出血的三角巾包扎：将三角巾底边折叠为约3cm宽，底边正中放在眉间上部，顶尖拉向枕部，底边经耳上向后在枕部交叉并压住顶角，再经耳上绕到额部拉紧，打结，顶角向上反折至底边内或用别针固定。

②下颌部出血的三角巾包扎：将三角巾底边折叠为约3cm宽带状，放于下颌伤口辅料处。两手将带巾两底角分别经耳部向上提，长的一段绕头顶与短的一端在颞部交叉成十字。然后两端水平环绕头部，经额部、颞部、耳上、枕部，与另一端打结固定。

二、真题重现

4 号题

> 【临床情景】王先生，40 岁。工伤导致右前臂损伤。于现场检查见右前臂有反常活动，伤口有活动性出血。
>
> 【要求】请用止血带、夹板等为患者（医学模拟人）行止血、固定处理。
>
> 【考试时间】11 分钟

4 号题标准答案

评分标准（全过程任何步骤违反无菌操作原则，一处扣 2 分）	总分 20 分	
（一）操作前准备	2 分	
1．快速检测患者的主要生命体征（口述）。		1 分
2．准备止血带、夹板等。		1 分
（二）止血、固定操作过程	14 分	
1．止血带位置选样：右上臂上 1/3 处。		2 分
2．绕扎止血带：在扎止血带处置衬垫物（1 分），绕扎松紧程度以控制出血、右侧桡动脉摸不到搏动为宜（1 分）。		2 分
3．在标志牌上记录使用止血带的开始时间。		2 分
4．充分暴露右前臂，伤口创面用无菌纱布或棉垫覆盖并固定。		1 分
5．夹板长度超过肘关节和腕关节，置于前臂四侧。		2 分
6．固定前用毛巾等软物铺垫在夹板与肢体间。		2 分
7．用绷带捆扎固定夹板，上端固定至上臂，下端固定至手掌。		1 分
8．先捆扎骨折的下部，以减轻水肿，松紧度以绷带上下可移动 lcm 为宜。		2 分
（三）提问	2 分	
1．压迫止血有哪些方法？ 答：指压止血法、加压包扎止血法，填塞止血法以及止血带止血法。（答出任意两项得 1 分） 2．加压包扎止血法有什么禁忌？ 答：伤口内有碎骨片或主要神经干暴露于伤口内，禁用此法，以免加重损伤。		2 分
（四）职业素质	2 分	

【续表】

1. 操作前能以和蔼的态度告知患者操作的目的，取得患者的配合，关注患者的疼痛程度并给予适当的处理，缓解焦虑紧张情绪。操作时动作轻柔规范，体现爱护患者的意识。操作结束后告知患者相关注意事项。 2. 着装整洁，仪表端庄，举止大方，语言文明，认真细致，表现出良好的职业素质。	2分

第5节 换 药

一、基础知识

1. 操作前准备

（1）**自己准备** 戴帽子、口罩（头发、鼻孔不外露），洗手（口述）。

（2）**患者准备** 患者取仰卧位，充分暴露手术切口部位。

（3）**物品准备**

换药包	内含治疗碗（盘）2个，有齿、无齿镊各1把或止血钳2把，手术剪1把
换药用品	2.5% 碘酊和70% 酒精棉球或碘伏、生理盐水、棉球若干；根据伤口所选择的敷料、胶布卷，无菌手套

2. 换药过程

（1）用**手移去外层**敷料，**内层**敷料用**镊子**夹起，将其放置在盛污物的换药碗（盘）内，注意污染的敷料**内面朝上**。如果分泌物干结黏着，可用生理盐水湿润后揭去。

（2）一把镊子接触伤口，另一把镊子传递换药碗中的清洁物品；操作过程中，镊子头部应**低于**手持部以避免污染。

（3）观察伤口的情况（口述）。用70%酒精棉球消毒伤口周围皮肤**2遍**。

（4）无菌敷料覆盖伤口并固定。粘贴胶布的方向应与躯干**长轴垂直**，长短适宜。一般情况下，敷料宽度占粘贴胶布长度的**2/3**，胶布距敷料的边缘约**0.5cm**。

（5）考生应注意伤口的类型，

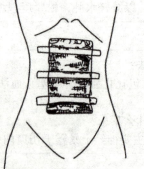
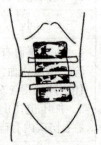

胶布固定伤口敷料

A. 正确方法：　　　　B. 不正确的方法：

3. 不同创面的换药

浅、平、洁净的创面	①用无菌盐水棉球拭去伤口渗液后，盖以凡士林纱布 ②干纱布保护，1 ~ 2 天换药一次
肉芽过度生长的创面	正常的肉芽色鲜红、致密、洁净、表面平坦、易出血。如发现肉芽色泽淡红或灰暗，表面呈粗大颗粒状，水肿发亮高于创缘，可将其剪除，再将盐水棉球拭干，压迫止血；也可用 10% ~ 20% 硝酸银液烧灼，再用等渗盐水擦拭；若肉芽轻度水肿，可用 3% ~ 10% 高渗盐水湿敷
脓液或分泌物较多的创面	①此类伤口宜用消毒溶液湿敷，以减少脓液或分泌物。湿敷药物视创面情况而定，可用 1 : 5000 呋喃西林或漂白粉硼酸溶液等 ②每天换药 2 ~ 4 次，同时根据创面培养的不同菌种，选用敏感抗生素 ③对于有较深脓腔或窦道的伤口，可用生理盐水或各种有杀菌去腐作用的溶液进行冲洗，伤口内放置适当的引流物
慢性顽固性溃疡	①此类创面由于局部循环不良、营养障碍、早期处理不当或由于特异性感染等原因，使创面长期溃烂，久不愈合 ②处理此类创面时，首先找出原因，改善全身状况 ③搔刮创面、红外线照射、高压氧治疗、局部用生肌散等，都有利于促进肉芽生长

4. 注意事项

（1）术后无菌伤口，如无特殊反应，3 天后第一次换药。

（2）新鲜肉芽创面，隔 1 ~ 2 天换药。

（3）有烟卷、皮片、纱条等引流物的伤口，每日换药 1 ~ 2 次，以保持敷料干燥。

（4）硅胶管引流伤口，隔 2 ~ 3 天换药一次，引流 3 ~ 7 天更换或拔除时给予换药。

二、真题重现

5 号题

【临床情景】张女士，33 岁。因甲状腺腺瘤行右侧甲状腺次全切除术。术后第 2 天。
【要求】请为患者（医学模拟人或模具）切口换药。
【考试时间】11 分钟

5 号题标准答案

【时间】11 分钟		
评分标准（全过程任何步骤违反无菌操作原则，一处扣 2 分）	总分 20 分	
（一）操作前准备	4 分	
1. 戴帽子、口罩（头发、鼻孔不外露）。		1 分
2. 患者取仰卧位，充分暴露手术切口部位，洗手（口述）。		1 分

3. 材料准备：两只换药碗（盘）、两把镊子、适量的 70% 酒精棉球和敷料等。		2分
（二）换药过程	12分	
1. 用手移去外层敷料（1分），内层敷料用镊子夹起，将其放置在盛污物的换药碗（盘）内（2分）。		3分
2. 一把镊子接触伤口，另一把镊子传递换药碗中的清洁物品（3分）；操作过程中，镊子头部应低于手持部以避免污染（2分）。		5分
3. 观察伤口的情况（口述）。用 70% 酒精棉球消毒伤口周围皮肤 2 遍。		2分
4. 无菌敷料覆盖伤口并固定。粘贴胶布的方向应与躯干长轴垂直，长短适宜。		2分
（三）提问	2分	
1. 换药的目的是什么？ 答：换药的目的是为了观察并处理伤口，促使伤口更好愈合。 2. 换药中发现伤口的肉芽过度生长，应如何处理？（1分） 答：可将其剪除，再用生理盐水棉球擦拭，压迫止血（0.5分）。也可用硝酸银溶液烧灼，再用生理盐水擦拭（0.5分）。		2分
（四）职业素质	2分	
1. 操作前能以和蔼的态度告知患者操作的目的，取得患者的配合。操作时注意无菌观念，动作轻柔规范，体现爱护患者的意识。操作结束后告知患者相关注意事项。 2. 着装整洁，仪表端庄，举止大方，语言文明，认真细致，表现出良好的职业素质。		2分

第 6 节　肌肉注射、静脉注射与皮内注射（皮试）

一、肌肉注射

一、基础知识

1.操作前准备

（1）自己准备 戴帽子、口罩、洗手（口述）。

（2）患者准备 暴露好注射部位（口述）。

（3）**物品准备**　治疗盘内备 70% ～ 75% 酒精、2% ～ 2.5% 碘酒、无菌棉签、弯盘、一次性注射器、注射药物、启瓶器、砂轮、注射卡、污物缸、快速手消毒剂、利器收集器，按需要准备无菌物品（如无菌手套，无菌持物钳，镊等）。

2.操作方法

（1）操作者洗手，戴口罩，核对医嘱，查对药物，检查并取出一次性注射器。抽取药液，排气，放无菌盘备用。

（2）备齐用物，携至床旁，核对病人，作好解释，以取得合作。

（3）协助病人取合适体位，选择注射部位，准确定位，常规消毒皮肤，待干。

（4）再次查对，检查排尽空气。

（5）用左手拇指和示指绷紧皮肤，右手持针，以中指固定针栓，如握毛笔姿势，针头与注射部位呈 90° 角，迅速刺入肌肉内，深度约为针梗的 2/3。

（6）松开绷皮的左手，抽吸无回血，即可缓慢推注药液。

（7）注射完毕，用无菌干棉签轻按进针处，快速拔针后按压片刻。

（8）再次查对，安置病人，整理床单位，清理用物，洗手，记录。

二、真题重现

6 号题

【临床场景】张先生，26 岁，因小腿抗感行肌肉注射抗生素。 【要求】请为该患者实施肌肉注射。 【考试时间】15 分钟

6 号题标准答案

评分标准	20分
1. 操作者洗手，戴口罩，核对医嘱，查对药物，检查并取出一次性注射器。抽取药液，排气，放无菌盘备用。	2分
2. 备齐用物，携至床旁，核对病人，作好解释，以取得合作。	2分
3. 协助病人取合适体位，选择注射部位，准确定位，常规消毒皮肤，待干。	2分
4. 再次查对，检查排尽空气。	2分
5. 用左手拇指和示指绷紧皮肤，右手持针，以中指固定针栓，如握毛笔姿势，针头与注射部位呈 90° 角，迅速刺入肌肉内，深度约为针梗的 2/3。	5分
6. 松开绷皮的左手，抽吸无回血，即可缓慢推注药液。	3分
7. 注射完毕，用无菌干棉签轻按进针处，快速拔针后按压片刻。	2分
8. 再次查对，安置病人，整理床单位，清理用物，洗手，记录。	2分
（三）提问	

【续表】

1. 肌肉注射时，注射针与皮肤所成角度？ 答：与皮肤呈 90° 角刺入皮内。 2. 肌肉注射的时候，针刺深度是多少？ 答：深度约为针梗的 2/3。	2分
（四）职业素质	
1. 操作前能以和蔼的态度告知患者操作的目的，取得患者的配合。操作中无菌观念强，动作规范，体现爱护患者的意识。操作结束后告知患者相关注意事项。 2. 着装整洁，仪表端庄，举止大方，语言文明，认真细致，表现出良好的职业素质。	2分

二、静脉注射

一、基础知识

1. 操作前准备

（1）自己准备 戴帽子、口罩、洗手（口述）。

（2）患者准备 暴露好注射部位（口述）。

（3）物品准备 注射盘、无菌干燥 10 ~ 50ml 注射器及针头，注射药液。

2. 操作方法

（1）操作者洗手，戴口罩，核对医嘱，查对药物，检查并取出一次性注射器，抽取药液，排气，放无菌盘备用。

（2）备齐用物，携至床旁，核对病人，作好解释，以取得合作。

（3）协助病人取舒适体位，选择粗、直、弹性好、易于固定的静脉，并避开关节及静脉瓣，同时以手指探明静脉方向和深浅。

（4）在穿刺部位的肢体下垫小垫枕，在穿刺部位的上方约 6cm 处扎紧止血带，注意止血 带的末端应向上。

（5）以选定的穿刺点为中心，进行常规消毒，待干。

（6）嘱病人握拳，以使静脉充盈。

（7）再次查对，检查排尽空气。

（8）用左手拇指绷紧静脉下端皮肤，右手持注射器，示指固定针栓，使针头斜面向上，并与皮肤呈 15° ~ 30° 角，由静脉上方或侧方刺入皮下，再沿静脉方向潜行刺入静脉。

（9）见回血后，证实针头已刺入静脉，可顺静脉方向再进针少许。

（10）松开止血带，嘱病人松拳，固定好针头缓慢注入药液。

（11）在推注药液的过程中，应缓慢试抽回血，以检查针头是否在静脉内。

（12）注射完毕，用无菌于棉签轻按穿刺点上方处，快速拔针后按压至不出血。

（13）再次查对，安置病人，整理床单位，清理用物，洗手，记录。

二、真题重现

7 号题

【临床场景】王女士，38 岁，因心悸行静脉注射药物治疗。
【要求】请为该患者实施静脉注射。
【考试时间】15 分钟

7 号题标准答案

评分标准		20 分
1. 操作者洗手，戴口罩，核对医嘱，查对药物，检查并取出一次性注射器，抽取药液，排气，放无菌盘备用。		2 分
2. 备齐用物，携至床旁，核对病人，作好解释，以取得合作。		2 分
3. 协助病人取舒适体位，选择粗、直、弹性好、易于固定的静脉，并避开关节及静脉瓣，同时以手指探明静脉方向和深浅。		2 分
4. 在穿刺部位的肢体下垫小垫枕，在穿刺部位的上方约 6cm 处扎紧止血带，注意止血带的末端应向上。		3 分
5. 以选定的穿刺点为中心，进行常规消毒，待干。		1 分
6. 嘱病人握拳，以使静脉充盈。		1 分
7. 再次查对，检查排尽空气。		1 分
8. 用左手拇指绷紧静脉下端皮肤，右手持注射器，示指固定针栓，使针头斜面向上，并与皮肤呈 15°～30° 角，由静脉上方或侧方刺入皮下，再沿静脉方向潜行刺入静脉。		3 分
9. 见回血后，证实针头已刺入静脉，可顺静脉方向再进针少许。		1 分
10. 松开止血带，嘱病人松拳，固定好针头缓慢注入药液。		1 分
11. 在推注药液的过程中，应缓慢试抽回血，以检查针头是否在静脉内。		1 分
12. 注射完毕，用无菌干棉签轻按穿刺点上方处，快速拔针后按压至不出血。		1 分
13. 再次查对，安置病人，整理床单位，清理用物，洗手，记录。		1 分
（三）提问		
1. 静脉注射时，注射针与皮肤所成角度？ 答：与皮肤呈 15°～30° 刺入皮内。 2. 皮内注射的时候，扎止血带的部位？ 答：在穿刺部位的上方约 6cm 处扎紧止血带。		2 分
（四）职业素质		

1. 操作前能以和蔼的态度告知患者操作的目的，取得患者的配合。操作中无菌观念强，动作规范，体现爱护患者的意识。操作结束后告知患者相关注意事项。 2. 着装整洁，仪表端庄，举止大方，语言文明，认真细致，表现出良好的职业素质。	2分

三、皮内注射（皮试）

一、基础知识

1. 操作前准备

（1）自己准备 戴帽子、口罩、洗手（口述）。

（2）患者准备 暴露好注射部位（口述）。

（3）物品准备 ①注射盘。②药液：核对标签（药名、剂量、浓度、有效期），检查瓶身、安瓶有无破损，药液有无变质。③1ml注射器、1/4号针头、注射卡。④备0.1%盐酸肾上腺素和注射器。

2. 操作方法

（1）按医嘱和无菌操作原则吸取药液。

（2）携带物品至病人床旁，核对注射单与医嘱（病人床号、姓名、药名、剂量、浓度、用法）。

（3）部位选择：药物过敏试验常选择前臂掌侧下段。因该处皮肤较薄，易于注射，且易于辨认皮肤反应。

（4）用75%酒精消毒皮肤，如果对酒精过敏，则使用生理盐水消毒。

（5）二次核对，排尽注射器内空气。

（6）穿刺、注射 ①一手绷紧局部皮肤，一手持注射器，针头斜面向上，与皮肤呈5°角刺入皮内。②针头斜面完全进入皮内后，放平注射器。③用绷紧皮肤之手的拇指固定针栓，注药0.1ml在局部形成皮丘。

（7）注射完毕，迅速拔出针头。嘱病人勿按揉局部，以免影响结果的观察，20分钟后观察局部反应，判断结果并告知病人。

（8）皮试结果判断方法 ①阴性：局部皮丘大小无改变，周围不红肿，无红晕，全身无自觉症状，无不适表现。②阳性：局部皮丘隆起，并出现红晕、硬块，直径大于1cm或红晕周围有伪足、痒感；可有头晕、心慌、恶心等不适，严重时可出现过敏性休克。

（9）操作后处理 ①协助病人取舒适卧位。②按消毒隔离原则清理用物并归还原处。③洗手。④记录：结果记录在体温单、注射单、床头卡、书面交班簿等处。阳性用红笔或专用图章标记"+"，阴性用蓝、黑笔或专用图章标记"-"。

二、真题重现

8 号题

【临床场景】张女士，22 岁，因腹痛行皮内注射药物治疗。
【要求】请为该患者实施皮内注射。
【考试时间】15 分钟

8 号题标准答案

评分标准（全过程任何步骤违反无菌操作原则，一处扣 2 分）	总分 20 分	
（一）操作前准备	4 分	
1. 戴帽子、口罩（头发、鼻孔不外露）。		1 分
2. 病人准备：了解皮内注射目的、方法、注意事项及配合要点，能积极配合；取舒适体位并暴露注射部位。		1 分
3. 材料准备：①注射盘；②药液：核对标签（药名、剂量、浓度、有效期），检查瓶身、安瓿有无破损，药液有无变质；③1ml 注射器、1/4 号针头、注射卡；④备 0.1% 盐酸肾上腺素和注射器。		2 分
（二）操作步骤	12 分	
1. 按医嘱和无菌操作原则吸取药液。		1 分
2. 携带物品至病人床旁，核对注射单与医嘱（病人床号、姓名、药名、剂量、浓度、用法）。		1 分
3. 部位选择：药物过敏试验常选择前臂掌侧下段。因该处皮肤较薄，易于注射，且易于辨认皮肤反应。		1 分
4. 用 75% 酒精消毒皮肤，如果对酒精过敏，则使用生理盐水消毒。		1 分
5. 二次核对，排尽注射器内空气。		2 分
6. 穿刺、注射 ①一手绷紧局部皮肤，一手持注射器，针头斜面向上，与皮肤呈 5° 角刺入皮内。②针头斜面完全进入皮内后，放平注射器。③用绷紧皮肤之手的拇指固定针栓，注药 0.1ml 在局部形成皮丘。		1 分
7. 注射完毕，迅速拔出针头。嘱病人勿按揉局部，以免影响结果的观察，20 分钟后观察局部反应，判断结果并告知病人。		1 分
8. 皮试结果判断方法 ①阴性：局部皮丘大小无改变，周围不红肿，无红晕，全身无自觉症状，无不适表现。②阳性：局部皮丘隆起，并出现红晕、硬块，直径大于 1cm 或红晕周围有伪足、痒感；可有头晕、心慌、恶心等不适，严重时可出现过敏性休克。		1 分

【续表】

9. 操作后处理 ①协助病人取舒适卧位。②按消毒隔离原则清理用物并归还原处。③洗手。④记录：结果记录在体温单、注射单、床头卡、书面交班簿等处。阳性用红笔或专用图章标记"+"，阴性用蓝、黑笔或专用图章标记"-"。		3分
（三）提问		
1. 皮内注射时，注射针与皮肤所成角度？ 答：与皮肤呈 5° 角刺入皮内。 2. 皮内注射的时候，消毒酒精的浓度是多少？ 答：用 75% 酒精消毒皮肤。		2分
（四）职业素质		
1. 操作前能以和蔼的态度告知患者操作的目的，取得患者的配合。操作中无菌观念强，动作规范，体现爱护患者的意识。操作结束后告知患者相关注意事项。 2. 着装整洁，仪表端庄，举止大方，语言文明，认真细致，表现出良好的职业素质。		2分

第 7 节 导尿术

一、基础知识

1. 操作前准备

（1）自己准备 戴帽子、口罩（头发、鼻孔不外露），洗手（口述），戴手套。

（2）患者准备 告知患者，获得同意。患者取仰卧位，两腿屈膝外展，臀下垫油布或中单。用肥皂水棉球清洗患者外阴或者碘伏棉球消毒外阴，顺序为自外向内消毒。

男性病人	①操作者左手戴手套，右手持镊子夹取碘伏棉球 ②消毒顺序：阴阜（1块）→ 对侧阴茎腹面（1块）→ 同侧阴茎腹面（1块）→ 对侧阴茎背面（自上而下，1块）→ 同侧阴茎背面（自上而下，1块）→ 尿道口、阴茎头、冠状沟（绕式消毒，1块）
女性病人	①操作者左手戴手套，右手持镊子夹取碘伏棉球 ②消毒顺序：阴阜（1块）→ 对侧大阴唇（1块）→ 同侧大阴唇（1块）→ 对侧小阴唇(1块)→ 同侧小阴唇（1块）→ 尿道口（1块）→ 尿道口至肛门口（1块）

（3）物品准备

（昭昭老师提示：物品准备需要按照操作顺序拿东西就不会遗漏，①弯盘＋碘伏棉球＋手套＋镊子＋纱布→②手套＋治疗巾＋碘伏棉球＋镊子＋纱布→③导尿管→④注射器/胶布→⑤尿袋）

导尿用物	治疗巾1条、方盘1个、弯盘1个、镊子2把、导尿管1根、10ml注射器1个、生理盐水10～20ml、碘伏棉球、润滑油袋（内有润滑棉片1个）、集尿袋1个、标本瓶1个、纱布1～2块、孔巾1条、手套1副
其他物品	快速手消毒液、一次性垫巾（或小橡胶单及中单）、生活垃圾桶、医疗垃圾桶、其他如围帘或屏风

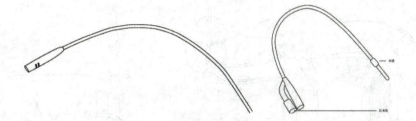

2. 留置尿管操作过程

（1）用消毒棉球自尿道口，消毒2～3遍，顺序为自内向外消毒。

男性病人	尿道口、阴茎头、冠状沟（1块）→再次尿道口（1块）
女性病人	尿道口（1块）→对侧小阴唇（1块）→同侧小阴唇（1块）→再次尿道口（1块）

（2）更换无菌手套。

（3）铺洞巾。

（4）用无菌润滑油涂抹导尿管前端，导尿管末端用血管钳夹闭，置于消毒弯盘中。

（5）男性患者用无菌纱布裹住阴茎并提起约60°或女性患者用手分开大小阴唇。

（6）普通尿管和Floy尿管

普通尿管	①右手持镊子将导尿管慢慢插入，男性尿道插入约15～20cm，女性尿道插入约6～8cm松开血管钳，见尿流出 ②先退出至无尿液流出时，再插入约2cm→用胶布固定导尿管于阴茎或大阴唇及周围皮肤上→导尿管末端接引流袋
Floy尿管	①右手持镊子将导尿管慢慢插入，男性尿道插入约15～20cm，女性尿道插入约6～8cm松开血管钳，见尿流出 ②见尿液流出后，再插入7～10cm→打入20ml水囊或气囊→向外牵拉尿管固定→导尿管末端接引流袋

（7）每次放尿要< 500ml；每次放尿收拾物品，整理患者衣服，嘱患者休息。

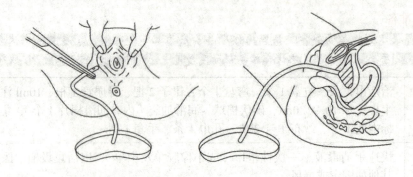

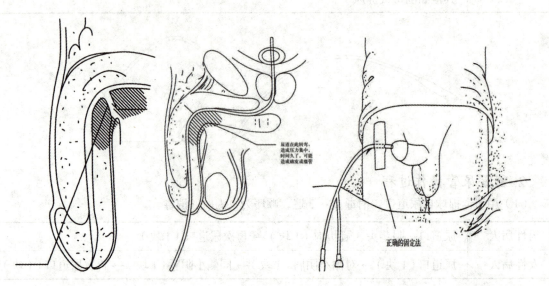

正确的固定法

二、真题重现

9号题

| 【临床情景】吴先生，71岁。因尿潴留入院，拟诊为前列腺肥大。需要为该患者导尿。 |
| 【要求】请用普通导尿管为患者（医学模拟人）留置导尿。 |
| 【考试时间】11分钟 |

9号题标准答案

评分标准（全过程任何步骤违反无菌操作原则，一处扣2分）	总分20分
（一）操作前准备	3分
1．患者取仰卧位，两腿屈膝外展，臀下垫油布或中单。	0.5分
2．戴帽子、口罩（头发、鼻孔不外露），洗手（口述），戴手套。	1分
3．用肥皂水棉球清洗患者阴茎及阴囊，需翻开包皮清洗。	1.5分
（二）留置尿管操作过程	13分

【续表】

步骤	分值
1. 用消毒棉球自尿道口向外旋转擦拭，消毒至阴茎根部及其周围，消毒 2 ~ 3 遍。	2分
2. 更换无菌手套。	1分
3. 铺洞巾，仅暴露阴茎。	1分
4. 用无菌润滑油涂抹导尿管前端（1分），导尿管末端用血管钳夹闭，置于消毒弯盘中（1分）。	2分
5. 无菌纱布裹住阴茎并提起，用消毒棉球再次擦拭尿道口。	2分
6. 右手持镊子将导尿管慢慢插入尿道约 15 ~ 20cm（2分），松开血管钳，见尿流出（1分）。	3分
7. 缓慢退出至无尿液流出时，再插入约 2cm。	1分
8. 用胶布固定导尿管于阴茎及周围皮肤上。导尿管末端接引流袋。	1分
（三）提问	2分
1. 女性导尿时，要注意避免误插入哪个部位？ 答：要避免误插入阴道。 2. 长期留置导尿管的患者，如何训练保持膀胱的功能？ 答：应间断夹闭导尿管，每3 ~ 4小时开放一次，保持膀胱充盈，训练膀胱功能。	2分
（四）职业素质	2分
1. 操作前能以和蔼的态度告知患者留置导尿的目的，以便取得患者的配合。操作时注意无菌观念，动作轻柔规范，体现爱护患者的意识。操作结束后能告知患者相关注意事项。 2. 着装整洁，仪表端庄，举止大方，语言文明，认真细致，表现出良好的职业素质。	2分

10 号题

【临床情景】王女士，69岁，渐进性排尿困难1年，近1天感腹胀逐渐加重，尿意强但排不出尿。到急诊治疗。
【要求】请用 Foley 尿管为患者（医学模拟人）留置导尿。
【考试时间】11分钟

10 号题标准答案

评分标准（全过程任何步骤违反无菌操作原则，一处扣2分）	总分20分	
（一）操作前准备	4分	

【续表】

1. 嘱患者取仰卧位，两腿屈膝外展，臀下垫油布或中单。		0.5分
2. 戴帽子、口罩（头发、鼻孔不外露），洗手（口述），戴手套。		1分
3. 用肥皂水棉球常规擦洗外阴。		1.5分
（二）留置导尿操作过程	12分	
1. 用消毒棉球由内及外、自上而下消毒外阴2～3遍，先后顺序为阴阜、两侧大小阴唇，最后消毒肛门部。		2分
2. 更换无菌手套。		1分
3. 铺洞巾，仅暴露尿道口。		1分
4. 用注射器检查导尿管球囊是否漏气。		1分
5. 用无菌润滑油抹导尿管，导尿管末端用止血钳夹闭，置于消毒弯盘中。		2分
6. 以左手拇指、示指翻开小阴唇，暴露尿道口，由内而外、自上而下消毒尿道口和小阴唇。		2分
7. 右手持镊子将导尿管慢慢插入尿道6～8cm，松开止血钳，见尿液流出。		1分
8. 将导尿管再插入7～10cm，保证球囊完整进入膀胱。		2分
9. 经导尿管侧管注入生理盐水15～20ml于球囊内。缓慢向外牵引导尿管至遇到阻力为止，导尿管末端接引流袋。		2分
（三）提问	2分	
1. 女性导尿时，要注意避免误插入哪个部位？ 答：要避免误插入阴道。		1分
2. 长时间留置导尿管，需多长时间更换一次导尿管？ 答：一般每5～7天更换一次。		1分
（四）职业素质	2分	
1. 操作前能以和蔼的态度告知患者配合的方法。操作中无菌观念强，动作规范，体现爱护患者的意识。操作结束后能告知患者相关注意事项。		1分
2. 着装整洁，仪表端庄，举止大方，语言文明，认真细致，表现出良好的职业素质。		1分

第8节　四肢骨折现场急救外固定术

一、基础知识

1. 操作前准备

①检测患者生命体征（口述）。

②检查患肢：暴露患侧肢体，了解肢体有无畸形和反常活动等情况。

2. 外固定操作过程

（1）固定物：小夹板及三角巾等。

（2）固定方法

前臂骨折	选用4块夹板，其长度超过腕关节及肘关节，置于前臂内、外侧和前、后侧 → 固定前用毛巾等软物铺垫在夹板与肢体间 → 夹板上端固定至上臂，下端固定至腕关节及手绷带捆扎，松紧度以绷带上下可移动1cm为宜
小腿骨折	选用2块夹板，其长度超过膝关节及踝关节，置于小腿外侧和内侧 → 固定前用毛巾等软物铺垫在夹板与肢体间 → 夹板上端固定至大腿，下端固定至踝关节及足底绷带捆扎，松紧度以绷带上下可移动1cm为宜
上臂骨折	三角巾折叠成燕尾式 → 三角巾中央放在前臂的中下1/3处 → 三角巾两端在颈后打结，将前臂悬吊于胸前 → 另用一条三角巾围绕上臂于腋下打结，固定左侧肩、肘关节于胸壁。

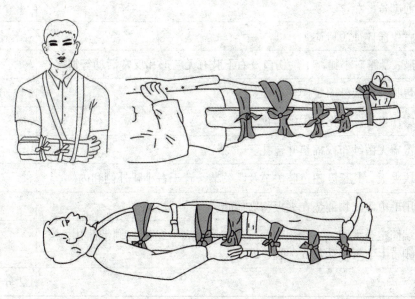

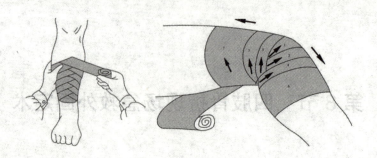

3.注意事项

（1）夹板固定务必<u>超过肢体上下两个关节</u>，否则肢体关节活动，会导致骨折端微动，发生愈合障碍。

（2）绷带松紧合适，太松导致固定无效；太紧导致发生肢体远端肿胀及骨筋膜室综合征，松紧度以绷带上下可移动1cm为宜。

（3）前臂用四块夹板的原因是<u>防止肢体旋转</u>，导致骨折端不愈合。

二、真题重现

11号题

【临床情景】程先生，25岁。在车祸中受伤，现场急救人员初步诊断为右小腿开放性骨折，伤口未见活动性出血。
【要求】请为患者（医学模拟人）行现场伤口包扎并用<u>夹板</u>行骨折外固定。
【考试时间】11分钟

11号题标准答案

评分标准	总分20分	
（一）操作前准备	4分	
1. 检测患者生命体征（口述）。		2分
2. 检查患肢：暴露右小腿，了解伤口及右下肢有无畸形和反常活动等情况。		2分
（二）伤口包扎及夹板外固定操作过程	12分	
1. 充分暴露伤口，除去伤口周围污物。		2分
2. 伤口处覆盖无菌纱布或棉垫并包扎。		2分
3. 选用2块夹板，其长度超过膝关节及踝关节，置于右小腿外侧和内侧。		2分
4. 固定前用毛巾等软物铺垫在夹板与肢体间。		2分
5. 夹板上端固定至大腿，下端固定至踝关节及足底（2分），绷带捆扎，松紧度以绷带上下可移动1cm为宜（2分）。		4分
（三）提问	2分	

【续表】

1. 四肢骨折现场急救外固定的目的是什么？ 答：主要是对骨折临时固定，防止骨折断端活动刺伤血管、神经等周围组织造成继发性损伤（0.5 分），并减少疼痛，便于抢救和搬运（0.5 分）。 2. 考虑为静脉出血时，应该在患肢的何处应用止血带？（1 分） 答：应该在出血灶的远端应用止血带。	2 分
（四）职业素质	2 分
1. 操作前能以和蔼的态度告知患者包扎固定的目的，取得患者的配合，缓解焦虑紧张情绪。操作时动作轻柔规范，体现爱护患者的意识。操作结束后告知患者相关注意事项。 2. 着装整洁，仪表端庄，举止大方，语言文明，认真细致，表现出良好的职业素质。	2 分

12 号题

【临床情景】李先生，27 岁。不慎摔伤致左上臂开放性骨折，伤口无活动性出血。
【要求】请为患者（医学模拟人）行现场伤口包扎并用三角巾固定。
【考试时间】11 分钟

12 号题标准答案

评分标准	总分 20 分	
（一）操作前准备	3 分	
1. 检测患者生命体征（口述）。		1 分
2. 检查患肢：暴露左上臂，了解伤口及左上肢有无畸形等情况。		2 分
（二）伤口包扎及夹板外固定操作过程	13 分	
1. 充分暴露伤口，除去伤口周围污物。		2 分
2. 伤口处覆盖无菌纱布或棉垫，并包扎。		2 分
3. 三角巾折叠成燕尾式。		2 分
4. 三角巾中央放在左前臂的中下 1/3 处。		2 分
5. 三角巾两端在颈后打结，将前臂悬吊于胸前。		3 分
6. 另用一条三角巾围绕左上臂于右腋下打结，固定左侧肩、肘关节于胸壁。		2 分
（三）提问	2 分	

【续表】

1. 四肢骨折用绷带固定夹板时，为何应先从骨折的远端缠起？ 答：可以减少患肢充血水肿。 2. 考虑为静脉出血时，应该在患肢的何处应用止血带？ 答：应该在出血灶的远端应用止血带。	2分
（四）职业素质	2分
1. 操作前能以和蔼的态度告知患者包扎固定的目的，取得患者的配合，缓解焦虑紧张情绪。操作时动作轻柔规范，体现爱护患者的意识。操作结束后告知患者相关注意事项。 2. 着装整洁，仪表端庄，举止大方，语言文明，认真细致，表现出良好的职业素质。	2分

第9节　脊柱损伤的搬运

一、基础知识

（昭昭老师速记：先判断 → 再搬运 → 再固定）

1. 操作前准备

（1）患者准备　检测患者生命体征（口述）。

（2）物品准备　现场选择搬运用具即准备硬质担架 搬运。

2. 搬运、固定操作过程（整个过程中考生应主动指挥，考官给予搬运配合）

（1）先将患者双下肢伸直，两手相握放在身前，以便保持脊柱伸直位，不能屈曲或扭转。搬运时保持患者脊柱伸直位（不能屈曲或扭转）。

（2）现场选择搬运工具，准备硬质担架、木板或门板进行搬运。

（3）三人站在患者同一侧，一个人负责抱头肩，一个人负责抱臀部，一个人负责抱下肢。如果是颈椎损伤，需要增加一个人，专门负责头部做纵向牵引。

（4）搬运时的数人同时用力。

（5）施以平托法使患者平稳移到担架上，禁用搂抱或一人抬头、一人抬足的搬运方法。

（6）如果需要翻身，注意三人同时用力，保证患者轴向翻身。防止脊柱发生扭曲。

（7）固定：用带子将患者固定在担架上（一般用4条带子：胸、上臂水平，腰、前臂水平，大腿水平，小腿水平，各1条带子将患者绑在担架上）。如果是颈椎骨折，需要在头部两侧放置两个沙袋或者海绵块固定，避免患者在搬运过程中，发生颈椎的二次损伤。

（昭昭老师提示：①生命体征 → ②先整理：将下肢伸直，两手相握放在身前，以便保证脊柱伸直位 → ③再搬运（三人平托，严禁一人抱头一人抱脚及搂抱）→ ④最后再固定）

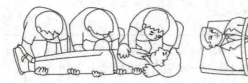
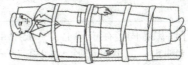

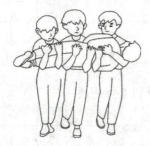
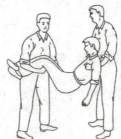
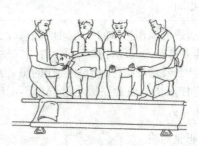

3.注意事项

（1）颈椎患者要牵引用双头锁；要翻身用头肩锁；要平移用双肩锁。

（2）有颈托者，可用颈托固定。

二、真题重现

13 号题

> 【临床情景】张先生，47 岁。从建筑脚手架（离地面的 3 米）上跌落，臀部着地，腰部剧痛，站立及翻身困难。怀疑其腰椎受到损伤，需要送到医院进一步诊断治疗。
>
> 【要求】请将患者（医学模拟人）搬运并固定至担架上。
>
> 【考试时间】11 分钟

13 号题标准答案

评分标准	总分 20 分	
（一）操作前准备	3 分	
1. 检测患者生命体征（口述）。		2 分
2. 现场选择搬运用具：准备硬质担架搬运。		1 分
（二）搬运、固定操作过程	13 分	
1. 搬运时保持患者脊柱伸直位（不能屈曲或扭转）。		2 分
2. 三人（或四人）站在患者同一侧。		2 分
3. 搬运时的数人同时用力。		2 分
4. 施以平托法使患者平稳移到担架上（禁用搂抱或一人抬头、一人抬足的搬运方法，若发现此种情况以上四项均不能得分）。		3 分

【续表】

5. 固定：用带子将患者固定在担架上（一般用 4 条带子：胸、上臂水平，腰、前臂水平，大腿水平，小腿水平，各 1 条带子将患者绑在担架上）（4 分，每根带子固定正确得 1 分）。		4 分
（三）提问	2 分	
1. 搬运颈椎损伤患者的头部时应注意什么？ 答：需要有一人专门托扶头部，并沿纵轴向上略加牵引。 2. 为什么要用硬板搬运脊柱损伤的患者？ 答：脊柱损伤的患者在搬运过程中不能使脊柱弯曲和扭动，所以必须用硬板搬运。		2 分
（四）职业素质	2 分	
1. 搬运前能以和蔼的态度告知患者搬运、固定的目的，取得患者的配合，缓解焦虑紧张情绪。搬运时动作轻柔规范，体现爱护患者的意识。固定后告知患者相关注意事项 2. 着装整洁，仪表端庄，举止大方，语言文明，认真细致，表现出良好的职业素质。		2 分

第 10 节 刷牙指导（改良 Bass 刷牙法）

一、基础知识

1. 操作前准备
（1）患者准备 让患者做好准备。
（2）物品准备 牙刷。

2. 具体操作
（1）刷牙颈部龈缘
①手持刷柄，将刷头置于牙颈部，刷毛与牙长轴呈 45° 角，刷毛指向牙根方向（上颌牙向上，下颌牙向下），轻微加压，使刷毛部分进入龈沟，部分置于龈缘上口。②以 2 ~ 3 颗牙为一组，以短距离（约 2mm）水平颤动牙刷 4 ~ 6 次，然后将牙刷向牙冠方向转动，拂刷唇舌（腭）面。注意动作要轻柔。③将牙刷移至下一组 2 ~ 3 颗牙的位置重新放置，注意放置要有 1 ~ 2 颗牙的位置重叠。④刷上前牙舌（腭）面时将刷头竖放在牙面上，使前部刷毛接触龈缘或进入龈沟，作上下提拉颤动，自上而下拂刷，不做来回拂刷。刷下前牙舌面时，自下而上拂刷。
（2）刷颊（腭）面
采用拂刷方法，在 2 和 3 步骤间进行以保持刷牙动作连贯，要依顺序刷到上下颌牙弓唇舌（腭）面的每个部位，不要有遗漏。

（3）刷咬合面

持刷柄，刷毛指向咬合面，稍用力作前后来回刷，注意上下左右区段都须刷到。

（4）刷牙时间

为了保证每个牙面都有足够的拂刷时间，每次刷牙时间不少于 1 分钟。

（5）刷牙次数

为了控制牙菌斑，保证口腔卫生与口气清新，至少每天早晚刷牙两次。

3. 注意事项

（1）刷毛与牙长轴的成角不正确。

（2）刷上前牙，要自上而下拂刷，不做来回拂刷。

二、真题重现

14 号题

【临床场景】李先生，24 岁，有龋齿。请指导该患者正确刷牙。 【要求】请使用改良的 Bass 刷牙法为该患者刷牙。 【考试时间】15 分钟

14 号题标准答案

评分标准	20 分	
（一）刷牙颈部龈缘	10 分	
1. 手持刷柄，将刷头置于牙颈部，刷毛与牙长轴呈 45° 角，刷毛指向牙根方向（上颌牙向上，下颌牙向下），轻微加压，使刷毛部分进入龈沟，部分置于龈缘上口		4 分
2. 以 2～3 颗牙为一组，以短距离（约 2mm）水平颤动牙刷 4～6 次，然后将牙刷向牙冠方向转动，拂刷唇舌（腭）面。注意动作要轻柔		2 分
3. 将牙刷移至下一组 2～3 颗牙的位置重新放置，注意放置要有 1～2 颗牙的位置重叠		2 分
4. 刷上前牙舌（腭）面时将刷头竖放在牙面上，使前部刷毛接触龈缘或进入龈沟，作上下提拉颤动，自上而下拂刷，不做来回拂刷。刷下前牙舌面时，自下而上拂刷		2 分
（二）刷颊（腭）面		
采用拂刷方法，在 2 和 3 步骤间进行以保持刷牙动作连贯，要依顺序刷到上下颌牙弓唇舌（腭）面的每个部位，不要有遗漏		3 分
（三）刷咬合面		
持刷柄，刷毛指向咬合面，稍用力作前后来回刷，注意上下左右区段都须刷到		2 分

【续表】

（四）刷牙时间	
为了保证每个牙面都有足够的拂刷时间，每次刷牙时间不少于1分钟	3分
（五）刷牙次数	
为了控制牙菌斑，保证口腔卫生与口气清新，至少每天早晚刷牙两次	2分

评分标准	总分20分
（一）操作前准备	3分
1. 检测患者生命体征（口述）。	1分
2. 检查患肢：暴露左上臂，了解伤口及左上肢有无畸形等情况。	2分
（二）操作步骤	13分
1. 刷牙颈部龈缘：①手持刷柄，将刷头置于牙颈部，刷毛与牙长轴呈45°角，刷毛指向牙根方向（上颌牙向上，下颌牙向下），轻微加压，使刷毛部分进入龈沟，部分置于龈缘上口。②以2～3颗牙为一组，以短距离（约2mm）水平颤动牙刷4～6次，然后将牙刷向牙冠方向转动，拂刷唇舌（腭）面。注意动作要轻柔。③将牙刷移至下一组2～3颗牙的位置重新放置，注意放置要有1～2颗牙的位置重叠。④刷上前牙舌（腭）面时将刷头竖放在牙面上，使前部刷毛接触龈缘或进入龈沟，作上下提拉颤动，自上而下拂刷，不做来回拂刷。刷下前牙舌面时，自下而上拂刷。	4分
2. 刷颊（腭）面：采用拂刷方法，在2和3步骤间进行以保持刷牙动作连贯，要依顺序刷到上下颌牙弓唇舌（腭）面的每个部位，不要有遗漏。	2分
3. 刷咬合面：持刷柄，刷毛指向咬合面，稍用力作前后来回刷，注意上下左右区段都须刷到。	2分
4. 刷牙时间：为了保证每个牙面都有足够的拂刷时间，每次刷牙时间不少于1分钟。	2分
5. 刷牙次数：为了控制牙菌斑，保证口腔卫生与口气清新，至少每天早晚刷牙两次。	3分
（三）提问	2分
1. 刷牙颈部龈缘，手持刷柄，将刷头置于牙颈部，刷毛与牙长轴角度是多少？ 答：刷毛与牙长轴呈45°角。 2. 刷牙时间不得少于多长时间？ 答：每次刷牙时间不少于1分钟。	2分
（四）职业素质	2分

1. 操作前能以和蔼的态度告知患者包扎固定的目的，取得患者的配合，缓解焦虑紧张情绪。操作时动作轻柔规范，体现爱护患者的意识。操作结束后告知患者相关注意事项。 2. 着装整洁，仪表端庄，举止大方，语言文明，认真细致，表现出良好的职业素质。	2分

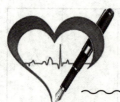

第二章　公共卫生

第1节　卫生处理

一、消毒的操作

1. 含氯消毒剂的消毒

（1）概述 含氯消毒剂属高效消毒剂，具有广谱、高效、低毒、有强烈的刺激性气味、对金属有腐蚀性、对织物有漂白作用，受有机物影响很大，消毒液不稳定等特点。

（2）适用范围 适用于餐（茶）具、环境、水、疫源地等消毒。

（3）使用方法 消毒液配制根据有效氯含量，用自然水将含氯消毒剂配制成所需浓度溶液。使用方法常用的消毒方法有浸泡、擦拭、喷洒与干粉消毒等方法。

2. 过氧乙酸

（1）概述 过氧乙酸属灭菌剂，具有广谱、高效、低毒、对金属及织物有腐蚀性 5 受有机物影响大，稳定性差等特点。

（2）适用范围 适用于耐腐蚀物品、环境及皮肤等的消毒与灭菌。

3. 手动压缩喷雾器

手动压缩喷雾器的特点和作用重量轻，容量较大，操作简单，使用方便；喷头可调成线状或雾状，可根据喷洒部位的需要，增加喷杆长度。操作方法如下：

（1）安装 按照使用说明书将各部分装合，安装时注意各部位的正确位置。塑料喷雾器各连接部位，不要旋得过紧，以免破裂。

（2）试喷 在液桶内加少量清水，打气到一定压力试喷。检查各连接处有无漏气、漏水，喷雾是否正常。

（3）装药液 将配好的药液过滤后倒入桶内。药液不能超过标准线，以保持桶内有一定的空间储藏压缩气体。

（4）打气 装好泵体并且旋紧，使不漏气、不漏水即可打气。有的喷雾器压力达到一定程度，自动排气，没有排气设备的则气压不宜太足。

（5）喷雾 雾滴大小与压力强度有关，可根据杀灭对象和环境，调整喷头进行喷洒。

维护保养维护保养的程序为 ①作业完毕，应将桶内余气放掉，药液倒出，桶内及打气筒用清水清洗，并打气喷雾清洗 软管、喷杆和喷头。②清除并抹干喷雾器表面的灰尘、污物、药液和水。③放置在阴凉干燥、通风的地方。④如较长时间不使用，则应将喷杆，软管卸下，各连接部位擦抹少量润滑油，包装存放。

二、医疗器械的消毒

1.乙醇的消毒

（1）概述 乙醇属中效消毒剂，具有中效、速效、无毒、对皮肤黏膜有刺激性、对金属无腐蚀性、受有机物影响很大，易挥发、不稳定等特点。其含量为95%（WF）。

（2）适用范围 适用于皮肤、环境表面及医疗器械的消毒等。

2.戊二醛

（1）概述 戊二醛属灭菌剂；具有广谱、高效杀菌作用。对金属腐蚀性小，受有机物影响小等特点。经典的戊二醛常用灭菌浓度为2%。增效的复方戊二醛也可使用卫生行政机构批准。

（2）适用范围 适用于不耐热的医疗器械和精密仪器等消毒与灭菌。

第2节 个人防护

一、消化道传染病个人防护

已经诊断为或怀疑肠道致病微生物传播的疾病，或直接、间接接触感染性的大便而传播的疾病，突发公共卫生事件处置的工作人员只需佩戴工作帽和乳胶手套，穿工作服。

1.消化道传染病个人防护穿戴顺序

①戴帽子 → ②穿防护服 → ③穿胶鞋 → ④戴上手套，将手套套在防护服袖口外面。

2.消化道传染病个人防护脱掉顺序

①摘掉手套，将反面朝外，放入医疗废物专用袋中 → ②脱掉胶鞋，放入医疗废物专用袋中 → ③解开防护服，脱防护服，将防护服反面朝外，放入医疗废物专用袋中 → ④脱帽子：将手指内面朝外掏进帽子，将帽子轻轻摘下，将反面朝外，放入医疗废物专用袋中 → ⑤将医疗废物专用袋口扎进 → ⑥双手洗手、消毒。

二、呼吸道传染病个人防护

在诊断为呼吸道传染病（如由B族流感嗜血杆菌和脑膜炎奈瑟菌引起的脑膜炎、肺炎等）时，突发公共卫生事件处置的工作人员在现场要按呼吸道（微粒粒径大于5M：m）隔离要求进行防护，应佩戴符合医用防护口罩标准的口罩、防护帽、乳胶手套，穿连体式防护服和防护鞋。

1.呼吸道传染病个人防护穿戴顺序

①戴口罩 → ②戴帽子 → ③穿防护服 → ④穿胶鞋 → ⑤戴防护眼镜 → ⑥戴上手套，将手套套在防护服袖口外面。

2.呼吸道防护用品脱掉顺序

①摘掉手套，将反面朝外，放入医疗废物专用袋中 → ②摘掉防护眼镜，放入医疗废物专用袋

中 → ③脱掉胶鞋，放入医疗废物专用袋中 → ④解开防护服，脱防护服，将防护服反面朝外，放入医疗废物专用袋中 → ⑤脱帽子将手指内面朝外掏进帽子，将帽子轻轻摘下，将反面朝外，放入医疗废物专用袋中 → ⑥摘掉口罩，一手按住口罩，另一只手将口罩带摘下，注意双手不接触面部 → ⑦将医疗废物专用袋口扎进 → ⑧双手洗手、消毒。

第3节 手卫生

手卫生是洗手、卫生手消毒和外科手消毒的总称。手卫生主要是针对医护人员在工作中存在的交叉感染的风险而采取的措施，是控制医院感染的重要手段。通过手卫生，可有效降低医院感染。本节仅介绍洗手和卫生手消毒。

一、洗手与卫生手消毒原则

当手部有血液或其他体液等肉眼可见的污染时，应用肥皂（皂液）和流动水洗手；当手部没有肉眼可见污染时，宜使用速干手消毒剂消毒双手代替洗手。

1. 医务人员应根据洗手与卫生手消毒原则选择洗手或使用速干手消毒剂。①直接接触每个患者前后，从同一患者身体的污染部位移动到清洁部位时。②接触患者黏膜、破损皮肤或伤口前后，接触患者的血液、体液、分泌物、排泄物、伤口敷料等之后。③穿脱隔离衣前后，摘手套后。④进行无菌操作，接触清洁、无菌物品之前。⑤接触患者周围环境及物品后。⑥处理药物或配餐前。

2. 医务人员在下列情况时应先洗手，然后进行卫生手消毒。①接触患者的血液、体液和分泌物以及被传染性致病微生物污染的物品后。②直接为传染病患者进行检查、治疗、护理或处理传染患者污物之后。

二、医务人员洗手方法

1. 在流动水下，使双手充分淋湿。
2. 取适量肥皂（皂液），均匀涂抹至整个手掌、手背、手指和指缝。
3. 认真揉搓双手至少15秒，应注意清洗双手所有皮肤，包括指背、指尖和指缝，具体揉搓步骤为：①掌手相对，手指并拢，相互揉搓 → ②手心相对，双手交叉指缝相互揉搓，交换进行 → ③掌心相对，双手交叉指缝相互揉搓 → ④弯曲手指使关节在另一手掌心旋转揉搓，交换进行 → ⑤右手握住左手大拇指旋转揉搓，交换进行 → ⑥将五个手指尖并拢放在另一手掌心旋转揉搓，交换进行。
4. 在流动水下彻底冲净双手，擦干，取适量护手液护肤。

洗手方法详细步骤见图2-7-2。

A.掌心相对揉搓

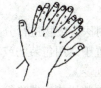
B.手指交叉，掌心对手背揉搓

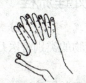
C.手指交叉，掌心相对揉搓

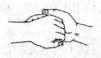
D.弯曲手指关节在掌心揉搓

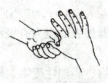
E.拇指在掌中揉搓

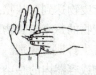
F.指尖在掌心中揉搓

图2-7-2 六步洗手法

三、卫生手消毒方法

1.取适量的速干手消毒剂于掌心。

2.严格按照医务人员洗手方法中的揉搓步骤进行揉搓。

3.揉搓时保证手消毒剂完全覆盖手部皮肤，直至手部干燥。

第4节 医疗废弃物处理

一、感染性废弃物

感染性废物是指携带病原微生物，具有引发感染性疾病传播危险的医疗废物，包括被病人血液、体液、排泄物污染的物品，传染病病人产生的垃圾等。

1.被病人血液、体液、排泄物污染的物品。包括：棉球、棉签、引流棉条、纱布及其他各种敷料；一次性使用卫生用品、一次性使用医疗用品及一次性医疗器械；废弃的被服；其他被病人血液、体液、排泄物污染的物品。

2.医疗机构收治的隔离传染病病人或者疑似传染病病人产生的生活垃圾。

3.病原体的培养基、标本和菌种、毒种保存液。

4.各种废弃的医学标本。

5.废弃的血液、血清。

6.使用后的一次性使用医疗用品及一次性医疗器械视为感染性废物。

二、损伤性废弃物

损伤性废物是指能够刺伤或剖伤人体的废弃的医用锐器，包括医用针、解剖刀、手术刀、玻璃试管等。

三、医疗废物处理流程

1. 医务人员按《医疗废物分类目录》对医疗废物进行分类。

2. 根据医疗废物的类别将医疗废物分置于专用包装物或容器内，但包装物和容器应符合《医疗废物专用包装物容器的标准和警示标识的规定》。

3. 医务人员在盛装医疗废物前应当对包装物或容器进行认真检查，确保无破损、渗液和其他缺陷。

4. 盛装的医疗废物达到包装物或容器的 3/4 时，应当使用有效的封口方式，使封口紧实、严密。

5. 盛装医疗废物的每个包装物或容器外表面应当有警示标记并附中文标签，标签内容包括医疗废物产生单位、产生日期、类别。

6. 放入包装物或容器内的感染性废物、病理性废物、损伤性废物不得任意取出。

7. 医疗废物管理专职人员每天从医疗废物产生地点将分类包装的医疗废物按照规定的路线运送至院内临时贮存室。运送过程中应防止医疗废物的流失、泄漏，并防止医疗废物直接接触身体，每天运送工作结束后，应当对运送工具及时进行清洁和消毒。

8. 医疗废物管理专职人员每天对产生地点的医疗废物进行过称、登记，登记内容包括来源、种类、重量、交接时间、最终去向、经办人。

9. 临时贮存室的医疗废物由专职人员交由指定的专门人员处置，贮存时间不得超过 2 天，并填写危险废物转移联单。

10. 医疗废物转交出去以后，专职人员应当对临时贮存地点、设施及时进行清洁和消毒处理，并做好记录。

四、注意事项

1. 废弃的麻醉、精神、放射性、毒性等药品依照有关法律、行政、法规执行。

2. 批量的废化学试剂、废消毒剂应当交由专门机构处置。

3. 批量的含汞的体温计、血压计等医疗器具报废时应当交由专门机构处置。

4. 病原体的培养基、标本和菌种、毒种保存液等高危险废物应当首先在产生地点进行高压灭菌或化学消毒处理，然后按感染性废物收集。

5. 隔离的传染病病人或疑似病人产生的医疗废物应当使用双层包装物并及时密封。

第 5 节　针刺伤的处理

医用针器对医务工作者的刺伤，可导致如人类免疫缺陷病毒（HIV）、乙型肝炎病毒（HBV）、梅毒等 20 余种血源性病原体的感染。针刺损伤发生的特点是护理人员发生针刺伤比例最高；门急诊是发生针刺伤的重要区域等。

一、针刺损伤的预防控制

预防控制针刺损伤的发生，从根本上讲应健全相关社会制度和法律法规；重视预防针刺伤的培训，包括发生职业暴露后的紧急处理流程、规范用药、规范医疗操作行为、规范操作过程的个人防护等；推广安全器具及锐器盒规范使用；完善医院暴露上报系统；加强宣传教育；高危人群接种疫苗等。

1. 增强自我防护意识

①加强职业培训。②纠正不安全行为（回套针帽、徒手传递锐器、持锐器随意走动等）。③正确使用手套操作。

2. 正确处理锐器

使用后的锐器直接丢弃在锐器盒（要求：材质坚硬，防刺穿；避免开口过大，防止溅洒；一经封口不能打开），避免二次分拣，严禁徒手弯曲或掰断针头。

3. 发生针刺损伤时的处置

（1）冲 立即用肥皂和流动水清洗损伤污染的皮肤，用生理盐水冲洗黏膜。

（2）挤 立即在伤口旁端由近心端向远心端轻轻挤压，尽可能挤出损伤处的血液，再用皂液和流动水清洗，避免挤压伤口局部。

（3）消 受伤部位的伤口冲洗后，应当用消毒液，如用 0.5% 碘伏或无刺激的消毒液进行消毒，并包扎伤口，被暴露的黏膜，应当反复用生理盐水冲洗干净。伤口较深大时，经初步处理后立即采取进一步处理。

（4）报 及时报告相关部门，确保能得到及时、有效的预防措施。

（5）治 根据暴露程度及患者的传染病史选择具体的预防或治疗措施。

（6）检 当事人在损伤的当天进行肝炎病毒、梅毒、HIV 等病毒检测，并在损伤后的第 4 周、第 8 周、第 12 周及 6 个月进行复检，每次有结果记录。

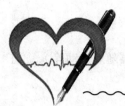

第三章　中医项目

第 1 节　常用穴位的定位与操作

列缺、少商、合谷、曲池、肩髃、下关、天枢、足三里、三阴交、阴陵泉、神门、后溪、肾俞、大肠俞、委中、太溪、内关、支沟、风池、环跳、阳陵泉、太冲、大椎、百会、水沟、关元、中脘、太阳、四神聪、十宣

一、列缺络穴；八脉交会穴（通于任脉）

定位	桡骨茎突上方，腕横纹上1.5寸，当肱桡肌与拇长展肌腱之间（简便取穴双手虎口交叉，食指指尖所指处）	
主治	头痛、项强、咳嗽、气喘、咽喉肿痛、口眼歪斜、牙痛	
操作	向上斜刺正0.5～0.8寸	

二、少商井穴

定位	拇指桡侧指甲根角旁约 0.1 寸
主治	咽喉肿痛、高热、昏迷、癫狂、鼻衄
操作	浅刺 0.1 寸或点刺出血

尺泽(LU 5)
5寸
孔最(LU 6)
7寸
列缺 (LU 7)
(LU 8)经渠
(LU 9)太渊
(LU 10)鱼际
少商
(LU 11)

三、合谷原穴。

定位	在手背，第 1、2 掌骨间，当第 2 掌骨桡侧的中点处
主治	头痛、齿痛、目赤肿痛、口眼歪斜、耳聋、经闭、滞产、无汗、多汗
操作	直刺 0.5 ~ 1 寸

(LI 4)
合谷
合谷 (LI 4)
三间(LI 3)
二间(LI 2)
商阳(LI 1)

四、曲池合穴

定位	屈肘成直角，在肘镜纹外侧端与肱骨外上髁连线中点	
主治	手臂痹痛、半身不遂、瘾疹、癫狂、腹痛、吐泻、高血压、咽喉肿痛、齿痛	
操作	直刺 0.5 ~ 1 寸	

五、肩髃

定位	肩峰端下缘，当肩峰与肱骨大结节之间，三角肌上部中央。臂外展或平举时，肩部出现两个凹陷，当肩峰前下方凹陷处
主治	肩臂挛痛、上肢不遂、瘰疬
操作	直刺或向下斜刺 0.8 ~ 1.5 寸

六、下关

定位	在耳屏前,下颌骨髁状突前方,当颧弓与下颌切迹所形成的凹陷中。合口有孔,张口即闭
主治	牙关不利、三叉神经痛、口眼歪斜、面痛、齿痛、耳鸣、耳聋
操作	直刺或斜刺0.5~1寸

头维 (ST 8)

下关 (ST 7)

颊车 (ST 6)

大迎 (ST 5)

七、天枢大肠募穴

定位	脐中旁开2寸
主治	腹痛、腹胀、肠鸣泄泻、痢疾、便秘、肠痈、月经不调等
操作	直刺1~1.5寸

(ST 19) 不容
(ST 20) 承满
(ST 21) 梁门
(ST 22) 关门
(ST 23) 太乙
(ST 24) 滑肉门
(ST 25) 天枢
(ST 26) 外陵
(ST 27) 大巨
(ST 28) 水道
(ST 29) 归来
(ST 30) 气冲

8寸

5寸

八、足三里合穴；胃下合穴

定位	犊鼻穴下 3 寸，胫骨前嵴外 1 横指处
主治	①胃痛、呕吐、噎膈 y 腹胀、肠鸣、下肢痿瘦、泄泻、便秘、痢疾、疳积、乳痈、肠痈、水肿、癫狂、脚气、虚劳羸瘦、心悸、气短。②本穴有强壮作用，为保健要穴。
操作	直刺 1.0 ~ 2.0 寸

犊鼻
(ST 35)
足三里
(ST 36)
8寸
上巨虚(ST 37)
丰隆 (ST 40)
条口(ST 38)
下巨虚 (ST 39)
8寸

九、三阴交

定位	内踝尖上 3 寸，胫骨内侧面后缘
主治	肠鸣、泄渴、腹胀、食不化、月经不调、崩漏、赤白带下、阴挺、痛经、难产、心悸失眠、高血压、下肢痿痹
操作	直刺 1.0 ~ 1.5 寸

阴陵泉
(SP 9)
地机
(SP 8)
7寸
漏谷
(SP 7)
三阴交
(SP 6)
6寸

十、阴陵泉合穴

定位	胫骨内侧髁下方凹陷处
主治	腹胀、泄渴、水肿、小便不利或失禁、阴莲痛、膝痛、黄疸
操作	直刺 1～2 寸

阴陵泉 (SP 9)
地机 (SP 8)
漏谷 (SP 7)
三阴交 (SP 6)
7寸
6寸

十一、神门输穴：原穴

定位	腕横纹尺侧端，尺侧腕屈肌腱的桡侧凹陷处
主治	心痛、心烦、健忘、失眠、惊择、怔忡、高血压、胸胁痛
操作	直刺0.3～0.5寸；避开尺动脉、静脉。

少海 (HT 3)
灵道 (HT 4)
(HT 5)通里
(HT 6)阴郄
(HT 7)神门
10.5寸
1.5寸

十二、后溪输穴；八脉交会穴

定位	微握拳，第5掌指关节后尺侧的远侧掌横纹头赤白肉际
主治	头项、强痛、耳聋、热病、疟疾、癫狂、盗汗、目赤、咽喉肿痛、腰背痛
操作	直刺0.5～0.8寸

(SI 6)养老
(SI 5)阳谷
腕骨(SI 4)
后溪(SI 3)
前谷(SI 2)
少泽(SI 1)

十三、肾俞

定位	第2腰椎棘突下，旁开1.5寸
主治	遗精、阳痿、早泄、遗尿、腰背酸痛、头晕、耳鸣、耳聋、月经不调、喘咳少气
操作	直刺0.5～1寸

(BL 11)大杼
(BL 12)风门
(BL 13)肺俞
(BL 14)厥阴俞
(BL 15)心俞
(BL 16)督俞
(BL 17)膈俞
(BL 18)肝俞
(BL 19)胆俞
(BL 20)脾俞
(BL 21)胃俞
(BL 22)三焦俞
(BL 23)肾俞
(BL 24)气海俞
(BL 25)大肠俞
(BL 31)上髎
(BL 32)次髎
(BL 33)中髎
(BL 34)下髎
会阳(BL 35)

附分(BL 41)
魄户(BL 42)
膏肓(BL 43)
神堂(BL 44)
譩譆(BL 45)
膈关(BL 46)
魂门(BL 47)
阳纲(BL 48)
意舍(BL 49)
胃仓(BL 50)
肓门(BL 51)
志室(BL 52)
关元俞(BL 2)
小肠俞(BL 2)
膀胱俞(BL 2)
胞肓(BL 53)
中膂俞(BL 2)
秩边(BL 54)
白环俞(BL 3)

十四、大肠俞定位

定位	采用俯卧的姿势，大肠俞穴位于人体腰部，当第四腰椎棘突下，旁开1.5寸（二指宽）处
主治	①腹胀、泄氢便秘、腰痛、腰腹胄、髋关节疼痛等 ②此穴与小肠俞配合可以明显改善男子早泄的情形
操作	直刺0.8～1.2寸

(BL 11)大杼
(BL 12)风门
(BL 13)肺俞
(BL 14)厥阴俞
(BL 15)心俞
(BL 16)督俞
(BL 17)膈俞
(BL 18)肝俞
(BL 19)胆俞
(BL 20)脾俞
(BL 21)胃俞
(BL 22)三焦俞
(BL 23)肾俞
(BL 24)气海俞
(BL 25)大肠俞

附分(BL 41)
魄户(BL 42)
膏肓(BL 43)
神堂(BL 44)
讠意讠喜(BL 45)
膈关(BL 46)
魂门(BL 47)
阳纲(BL 48)
意舍(BL 49)
胃仓(BL 50)
肓门(BL 51)
志室(BL 52)

关元俞(BL 26)
小肠俞(BL 27)
膀胱俞(BL 28)
(BL 31)上髎
(BL 32)次髎
(BL 33)中髎
(BL 34)下髎
胞肓(BL 53)
中膂俞(BL 29)
秩边(BL 54)
白环俞(BL 30)
会阳(BL 35)

十五、委中合穴：膀胱下合穴

定位	腘横纹中点，当股二头肌肌腱与半腱肌肌腱的中间
主治	腰背痛、下肢痿瘦、中风昏迷、半身不遂、腹痛、呕吐、腹湾、小便不利、丹毒
操作	操作直刺1～1.5寸

浮郄(BL 38)
(BL 40)委中
委阳(BL 39)
合阳(BL 55)
承筋(BL 56)
承山(BL 57)
飞扬(BL 58)
跗阳(BL 59)

十六、太溪输穴：原穴

定位	内踝高点与跟腱后缘连线的中点凹陷处
主治	头痛、目眩、咽喉肿痛、齿痛、耳聋、耳鸣、咳嗽；气喘、月经不调、失眠、健忘、消渴、遗精、阳痿、腰冷痛
操作	直刺 0.5 ~ 0.8 寸

(KI 6)
照海

太溪(KI 3)
大钟(KI 4)
水泉(KI 5)
然谷(KI 2)

十七、内关络穴

定位	腕横纹上 2 寸，掌长肌腱与桡侧腕屈肌腱之间
主治	中风昏迷，舌强不语，小儿惊风，中暑，昏厥
操作	直刺 0.5 ~ 1 寸

郄门 (PC 4)
间使 (PC 5)
内关 (PC 6)
大陵 (PC 7)

十八、支沟经穴

定位	腕背横纹上3寸，晓骨与尺骨正中间
主治	便秘、耳鸣、耳聋、暴音、瘰病、胁肋疼痛、热病
操作	直刺 0.5～1 寸

四渎 (TE 9)
三阳络 (TE 8)
会宗 (TE 7)
支沟 (TE 6)
外关 (TE 5)
9寸
3寸

十九、风池

定位	胸锁乳突肌与斜方肌之间的凹陷中，平风府穴
主治	中风、头痛、眩晕、耳鸣、耳聋、目赤肿痛、颈项强痛、感冒、癫痫、热病
操作	向鼻尖方向斜刺 0.8～1.2 寸

脑空 (GB 19)
风池 (GB 20)

二十、环跳

定位	侧卧屈股，当股骨大转子最高点与骶管裂孔连线的外 1/3 与内 2/3 交点处
主治	腰胯疼痛、半身不遂、下肢痿瘦、风疹
操作	直刺 2～3 寸

环跳 (GB 30)

2/3

1/3

二十一、阳陵录合穴；胆下合穴；八会穴之筋会

定位	腓骨小头前下方凹陷中
主治	黄疸、胁痛、口苦、呕吐、膝肿痛、下肢痿瘦、脚气、小儿惊风、夜盲、近视、下肢痿瘦
操作	直刺 1～1.5 寸

膝阳关
(GB 33)

阳陵泉
(GB 34)

二十二、太冲输穴：原穴

定位	足背，第1、2跖骨结合部之前凹陷中
主治	中风、头痛、眩晕、目赤肿痛、耳鸣、口眼歪斜、黄疸、胁痛、腹胀、遗尿、癃闭、崩漏、月经不调、痛经、癫痫、呕逆、小儿惊风、下肢痿痹
操作	直刺0.5～1寸

中封(LR 4)

太冲(LR 3)

行间(LR 2)

大敦(LR 1)

二十三、大椎

定位	后正中线上，第7颈椎棘突下凹陷中
主治	热病、疟疾、咳嗽、气喘、骨蒸盗汗、癫痫、项强、脊痛、风疹、痤0疮
操作	斜刺0.5～1寸

大椎 (GV 14)
陶道 (GV 13)
身柱 (GV 12)
神道 (GV 11)
灵台 (GV 10)
至阳 (GV 9)
筋缩 (GV 8)
中枢 (GV 7)
脊中 (GV 6)
悬枢 (GV 5)
命门 (GV 4)
腰阳关 (GV 3)
腰俞 (GV 2)
长强 (GV 1)

(1)

颈椎

(GV 14)大椎
(GV 13)陶道
(GV 12)身柱
(GV 11)神道
(GV 10)灵台
(GV 9)至阳

胸椎

(GV 8)筋缩
(GV 7)中枢
(GV 6)脊中
(GV 5)悬枢
(GV 4)命门

腰椎 lumbar vertebra

(GV 3)腰阳关

(GV 2)腰俞

骶椎 sacrum

(GV 1)长强

(2)

二十四、百会

定位	后发际正中直上7寸处，或当头部正中线与两耳尖连线的交点处
主治	痴呆、头痛、眩晕、中风、失语、耳鸣、癫狂、脱肛、阴挺、胃下垂、肾下垂、健忘，不寐
操作	平刺 0.5 ~ 1 寸

二十五、水沟又称人中

定位	在人中沟的上 1/3 与下 2/3 交点处
主治	昏迷、晕厥、癫狂病、小儿惊风、鼻衄、口眼歪斜、闪挫腰痛
操作	向上斜刺 0.3 ~ 0.5 寸

二十六、关元小肠募穴

定位	前正中线上，脐下3寸	
主治	中风脱证、虚劳冷惫、羸瘦、小腹疼痛、疝气、遗尿、小便频数、腹渴、五淋、尿血、尿闭、尿频、月经不调、带下、崩漏	鸠尾(CV 15) 4寸 (CV 14)巨阙 上脘(CV 13) (CV 12)中脘 建里(CV 11) (CV 10)下脘 4寸 水分(CV 9) (CV 8)神阙 阴交(CV 7) 3寸 (CV 6)气海 石门(CV 5) (CV 4)关元 中极(CV 3) 2寸 曲骨(CV 2)
操作	直刺1~2寸，需排尿后进行针刺；孕妇慎用	

二十七、中脘胃募穴：八会穴之腑会

定位	前正中线上，脐上4寸，或脐与胸剑联合连线的中点	
主治	胃痛、纳呆、小儿疳积、呕吐、反酸、泄泻、黄疸、癫痫	鸠尾(CV 15) 4寸 (CV 14)巨阙 上脘(CV 13) (CV 12)中脘 建里(CV 11) (CV 10)下脘 4寸 水分(CV 9) (CV 8)神阙 阴交(CV 7) 3寸 (CV 6)气海 石门(CV 5) (CV 4)关元 中极(CV 3) 2寸 曲骨(CV 2)
操作	直刺1~1.5寸	

二十八、太阳

定位	在颞部，当眉梢与目外眦之间，向后约1横指的凹陷处
主治	头痛，目疾，面瘫
操作	直刺或斜刺0.3～0.5寸，或用三棱针点刺出血

太阳 (EX-HN 5)

耳尖 (EX-HN 6)

翳明 (EX-HN 14)

牵正 (Qianzheng)

二十九、四神聪

定位	患者下坐位或仰卧位，先取头部前后正中线与耳尖连线的中点（百会穴），四神聪穴位于当百会穴前后左右各1寸处，共4个穴位
主治	头痛、眩晕、失眠、健忘、癫痫、精神病、脑血管病后遗症、大脑发育不全等
操作	平刺0.5～0.8寸，局部酸胀，可灸

四神聪 (EX-HN 1)

百会 (GV 20)

三十、十宣

定位	在手十指尖端，距指甲游禹缘约 0.1 寸处，左右共 10 穴	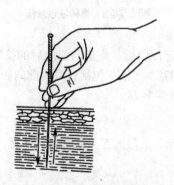
主治	昏迷、癫痫、高热、咽喉肿痛、手指麻木	
操作	直刺 0.1 ~ 0.2 寸；或用三棱针点刺出血	

十宣
(EX–UE 11)

四缝
(EX–UE 10)

第 2 节　针刺操作

一、提插法

图 3-7-27　提插法示意图

提插法是将毫针刺入腧穴的一定深度后，施以上提下插动作的操作方法，是毫针行针的基本手法。包括将针身上提、下插两个动作，是针身在腧穴空间内上下进退的纵向运动。将针由浅层向下刺入深层的操作谓之插；从深层向上引退至浅层的操作谓之提。

1. 器材准备

毫针、75% 酒精、消毒干棉球、消毒棉签、棉球缸、针盘、镊子或止血钳等。

2. 操作步骤

（1）将穴区皮肤、术者双手消毒，选择规格适宜的毫针。

（2）将毫针刺入腧穴一定深度。

（3）实施提、插操作 将针由浅层向下刺入到深层（插），再由深层向上引退至浅层（提）。

（4）如此反复运针，针体在穴位内反复地上提下插 操作时，提插幅度要均匀一致，一般以 3 ~ 5 分为宜；频率快慢一致，每分钟 60 次左右；用力均匀，勿时轻时重；保持针身垂直，不改变针刺的角度和方向。

3. 注意事项

①提插幅度的大小、层次的变化、频率的快慢和操作时间的长短，应根据患者的体质、病情、腧穴部位和针刺目的等不同而灵活掌握。②多用于肌肉较丰厚部位的行针，肌肉浅薄部位的腧穴一般不用提插法。某些特殊部位的腧穴，如睛明、承泣等也不适合用提插法。③注意上提时不要提出皮肤，下插时不要刺伤脏器与筋骨。④提插法可与捻转法结合应用。

二、捻转法

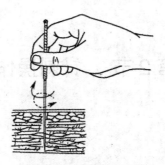

图 3-7-28 捻转法示意图

捻转法是指将针刺入腧穴一定深度后，施予向前向后的捻转动作，使针在腧穴内反复前后来回旋转的行针手法，是毫针行针的基本手法。包括针身向前向后持续均匀来回捻转的动作，是针身在腧穴基点上的左右旋转运动（图 3-7-28）。

1. 器材准备

毫针、75% 酒精、消毒干棉球、消毒棉签、棉球缸、针盘、镊子或止血钳等。

2. 操作步骤

（1）将穴区皮肤、术者双手消毒，选择规格适宜的毫针。

（2）将毫针刺入腧穴一定深度。

（3）实施捻、转操作 用拇、示、中三指或拇、示二指指腹持针柄，向前向后来回旋转捻动针柄。

（4）如此反复运针，使针身在穴位内反复前后来回双向旋转，使针身始终处于旋转状态 操作时，捻转角度要均匀（180°～360°）；频率一致；用力轻重一致；向前后双向捻转，连贯流畅。

3. 注意事项

①捻转角度的大小、层次的变化、频率的快慢、操作时间的长短等，需根据患者的体质、病情、腧穴的部位、针刺目的等具体情况而定。②捻转法适用于人体绝大多数部位的腧穴。③捻转手法应轻快自然，有连续交替性，不要在向前向后之间有停顿。④捻转法可与提插法结合应用。

三、平补平泻

平补平泻是指进针得气后施予均匀的提插、捻转的手法。

1. 器材准备

毫针、75% 酒精、消毒干棉球、消毒棉签、棉球缸、针盘、镊子或止血钳等。

2. 操作步骤

进针得气后，施予均匀的提插、捻转手法。即每次提插的幅度、捻转的角度要基本一致，频率适中，节律和缓，针感强弱适当。

3. 注意事项

①操作时间的长短要适中，要根据患者的体质、病情、腧穴的部位而定。②适用于虚实不明显或虚实兼有的病情。

第 3 节　艾灸操作

一、隔姜灸

隔姜灸是将鲜姜切成直径大约 2～3cm，厚约 0.2～0.3cm 的薄片，中间以针刺数孔，然后将姜片置于应灸的腧穴部位或患处，再将艾放在姜片上点燃施灸（图 3-7-29）。

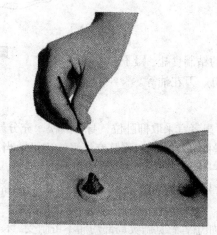

图 3-7-29　隔姜灸

1. 器材准备

艾绒、艾炷器、洗净的新鲜老姜、菜刀、毫针、镊子、弯盘、火柴、线香、消毒棉签、酒精灯、万花油等。

2. 操作步骤

（1）制备姜片 切取生姜数片，每片直径约 2 ~ 3cm，厚度约 0.3cm 左右，用针在姜片中心部穿刺数孔。

（2）选择体位，定取腧穴 以仰卧位或俯卧位为宜，体位要舒适，充分暴露待灸部位，准确定取腧穴。

（3）放置姜片和艾炷，点燃艾炷 将姜片对准腧穴，置于穴上，把中号或大号艾炷置于姜片中心，点燃艾炷尖端，任其自燃。

（4）调适温度 如患者感觉施灸局部灼痛不可耐受，术者可用镊子将姜片一侧夹住端起，稍待片刻，重新放下再灸。

（5）更换艾炷和姜片 艾燃尽，除去艾灰，更换艾炷依前法再灸。施灸中，若因壮数较多致姜片焦干萎缩时，应置换新的姜片。

（6）掌握灸量 一般每穴灸 5 ~ 7 壮，至局部皮肤潮红，灸毕去除姜片及艾灰。

（7）灸后处理 若灸后有轻微烫伤起泡，应该用消毒棉签蘸万花油涂擦局部。

3. 注意事项

①隔姜灸应选用新鲜老姜，宜现切现用，不可用干姜或嫩姜。②施灸中患者不可移动体位，以免艾炷滑落，灼伤患者，烧损衣物。③艾炷不宜过小，否则影响疗效。④随时观察局部皮肤情况，不要施灸过量，以免局部起泡。如若烫伤起泡，必须注意防止感染。

二、隔盐灸

因本法只用于脐部，又称神阙灸。用纯净干燥的精制食盐填敷于肚脐，使其与脐平，上置艾炷施灸，如患者稍感灼痛，即更换艾炷。也可于盐上放置姜片后再施灸，一般灸 5 ~ 9 壮（图 3-7-30）。此法有回阳、救逆、固脱之功，但需要连续施灸，不拘壮数，以待脉起、肢温、症状改善。

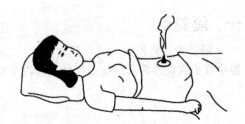

图 3-7-30 隔盐灸

1. 器材准备

艾绒、艾炷器、干燥纯净的精制食盐、镊子、弯盘、火柴、线香、消毒棉签、酒精灯、万花油等。

2. 操作步骤

（1）选择体位，定取腧穴 患者宜采取仰卧位，身体放松，充分暴露腹部，准确定取神阙穴。

（2）食盐填脐 取纯净干燥的精盐适量，将脐窝填平，也可适当高出。为避免燃艾时温度过高烫伤皮肤，也可于盐上再放置一姜片。

（3）置放艾炷 将中号或大号艾炷置于盐上（或姜片上），对准脐窝中心，点燃艾炷尖端，任其自燃。

（4）调适温度，更换艾炷 如患者感觉施灸局部灼痛不可耐受，术者用镊子挟去残炷，换炷再灸。

（5）把握灸量 如上反复施灸，灸满规定壮数，一般灸 5~10 壮。

（6）清理脐中食盐　灸毕，先除去艾灰，再让患者侧卧将食盐取出。

（7）若有轻微起泡　用消毒棉签蘸万花油涂擦局部。

3. 注意事项

①施灸中患者不可移动体位，以免艾炷滑落，灼伤患者，烧损衣物。②本法只用于脐部，脐窝太浅者，填盐时可适当增加盐的厚度，高出皮肤，以避免烫伤。③如若局部起泡，必须注意皮肤清洁，及时更换外用药物，防止感染。

三、温和灸

施灸时将灸条的一端点燃，对准应灸的腧穴部位或患处，距皮肤 2~3cm 左右，进行熏烤（图3-7-31）。

1. 器材准备

纯艾卷、弯盘、火柴、消毒棉签、酒精灯、万花油等。

2. 操作步骤

（1）选择体位、腧穴　根据施灸腧穴选择舒适的体位，充分暴露待灸部位，准确定取腧穴。

（2）点燃艾卷　选用纯艾卷，将其一端点燃。

（3）燃艾施灸　术者手持艾卷的中上部分，将艾卷燃烧端对准腧穴，距腧穴皮肤 2~3cm 进行熏烤。注意艾卷与施灸处皮肤的距离应保持相对固定。若患者感到局部温热舒适可固定不动，若感觉太烫可加大距离。若遇到小儿或局部知觉减退者，医者可将示、中两指，置于施灸部位两侧，通过医者的手指来测知患者局部受热程度，以便随时调节施灸时间和距离，防止烫伤。

（4）把握灸量　灸至局部皮肤出现红晕，有温热感而无灼痛为宜，一般每穴灸 10~15 分钟。

（5）清除艾灰　将艾灰及时掸除抖落在弯盘中。

3. 注意事项

①施灸中患者尽量不要移动体位，以免灼伤皮肤，烧损衣物。②施灸时手持艾卷宜上下调适与皮肤的距离，不要前后左右移动。③随时观察局部皮肤情况，不要施灸过量，以免局部起④如若烫伤起泡，应及时处理，防止感染。

四、雀啄灸

施灸时，艾卷点燃的一端与施灸部位的皮肤并不固定在一定的距离，而是像鸟雀啄食一样，一上一下，忽近忽远地移动施灸，以给施灸局部一个变量的刺激（图3-7-32）。

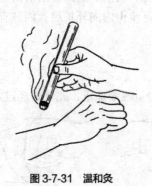

图3-7-31　温和灸　　　　　　　　　　图3-7-32　雀啄灸

1. 器材准备

纯艾卷、弯盘、火柴、消毒棉签、酒精灯、万花油等。

2. 操作步骤

（1）选择体位、腧穴 根据施灸腧穴选择舒适的体位，充分暴露待灸部位，准确定取腧穴。

（2）点燃艾卷 选用纯艾卷，将其一端点燃。

（3）燃艾施灸 术者手持艾卷的中上部分，将艾卷燃烧端对准腧穴，像麻雀啄米样一上一下移动，动作要匀速。如此操作，艾卷燃烧端与皮肤的距离远近不一，给予施灸局部以变量刺激。

（4）把握灸量 灸至皮肤出现红晕，一般约灸 5 ~ 10 分钟。施灸过程中，术者应常以示指和中指分置穴区两旁感知灸热程度，以免烫伤患者。

（5）清除艾灰，灸毕灭火。施灸过程中，要及时除去艾卷艾灰，以免影响热效。

3. 注意事项

①施灸中患者尽量不要移动体位，以免灼伤皮肤，烧损衣物。②施灸时手持艾卷宜上下移动，但不要前后左右移动。③随时观察局部皮肤情况，不要施灸过量，以免局部起泡。④如若烫伤起泡，应及时处理，防止感染。

第 4 节　刮痧操作

一、握持及运板方法

单手握板，将刮痧板放置掌心，由拇指和示指、中指夹住刮痧板，无名指和小指紧贴刮痧板边角，从三个角度固定刮痧板（图 3-7-33）。刮痧时利用指力和腕力调整刮痧板角度，使刮痧板与皮肤之间夹角为 45° ~ 90°，以肘关节为轴心，前臂做有规律的移动。

二、刮痧方向和顺序

选择刮痧部位顺序的总原则为先头面后手足，先背腰后胸腹，先上肢后下肢，由上向下、由内向外，单方向刮拭，尽可能拉长距离。头部一般采用梳头法，由前向后；面部一般由正中向两侧，下颌向外上刮拭；颈肩背部正中、两侧由上往下，肩上由内向外，肩前、肩外、肩后由上向下；胸部正中应由上向下，肋间则应由内向外；腹部则应由上向下，逐步由内向外扩展；四肢宜向末梢方向刮拭。

三、刮痧力度和补泻

刮痧时用力要均匀，由轻到重，先轻刮 6 ~ 10 次，然后力量逐渐加重，尤其是经过穴位部位，以患者能够耐受为度，刮拭 6 ~ 10 次后，再逐渐减力，轻刮 6 ~ 10 次。刮痧的补泻方法为临床常用的综合手法，可分为：

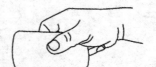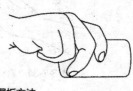

图 3-7-33　握板方法

刮痧补法	刮痧时，刮痧板按压的力度（力量）小，刮拭速度慢，刮拭时间相对较长。此法宜用于体弱多病、久病虚弱的虚证患者，或对疼痛敏感者等吸氧浓度
刮痧泻法	刮痧时，刮痧板按压的力度（力量）大，刮拭速度快，刮拭时间相对较短。此法宜用于身体强壮、疾病初期的实证患者以及骨关节疼痛患者根据病情调节氧流量
刮痧平补平泻法	介于刮痧补法和刮痧泻法之间。刮痧时，刮痧板按压的力度和速度适中，时间因人而异，此法宜用于虚实夹杂体质的患者，尤其适宜于亚健康人群或慢性疾病患者的康复刮痧。根据病情调节氧流量

四、刮痧时间和疗程

刮痧的时间包括每次治疗时间、治疗间隔和疗程。

1. 每个部位一般刮拭 20 ～ 30 次，每位患者通常选 3 ～ 5 个部位；局部刮痧一般 5 ～ 10 分钟，全身刮痧宜 10 ～ 20 分钟。

2. 两次刮痧之间宜间隔 3 ～ 6 天，或以皮肤上痧退、手压皮肤无疼痛感为宜；若病情需要，或刮痧部位的痧斑未退，不宜在原部位进行刮拭，可另选其他相关部位进行刮痧。

3. 急性病疗程以痊愈为止，慢性疾病一般以 7 ～ 10 次为一疗程。

五、刮痧程度

刮痧的程度包括刮拭的力量强度和出痧程度。

1. 刮痧时用力要均匀，由轻到重，以患者能够承受为度。

2. 一般刮至皮肤出现潮红、紫红色等颜色变化，或出现粟粒状、丘疹样斑点，或片状、条索状斑块等形态变化，并伴有局部热感或轻微疼痛。对一些不易出痧或出痧较少的患者，不可强求出痧。

六、刮痧手法

1. 直线刮法

又称直板刮法。用刮痧板在人体体表进行有一定长度的直线刮拭。此法宜用于身体比较平坦的部位，如背部、胸腹部、四肢部位。

2. 弧线刮法

刮拭方向呈弧线形，刮拭后体表出现弧线形的痧痕，操作时刮痧方向多循肌肉走行或根据骨骼结构特点而定。此法宜用于胸背部肋间隙、肩关节和膝关节周围等部位。

3. 摩擦法

将刮痧板与皮肤直接紧贴，或隔衣布进行有规律地旋转移动，或直线式往返移动，使皮肤产生热感。此法宜用于麻木、发凉或绵绵隐痛的部位，如肩胛内侧、腰部和腹部；也可用于刮痧前，使患者放松。

4. 梳刮法

使用刮痧板或刮痧梳从前额发际处及双侧太阳穴处向后发际处做有规律的单方向刮拭，如梳头状。此法宜用于头痛、头晕、疲劳、失眠和精神紧张等病证。

七、注意事项

1. 刮痧治疗时应注意室内保暖，尤其是在冬季应避免感受风寒；夏季刮痧时，应避免风扇、空调直接吹刮拭部位。

2. 刮痧后不宜即刻食用生冷食物，出痧后 30 分钟以内不宜洗澡。

3. 年迈体弱、儿童、对疼痛较敏感的患者宜用轻刮法刮拭。

4. 凡肌肉丰满处（如背部、臀部、胸部、腹部、四肢）宜用刮痧板的横面（薄面、厚面均可）刮拭。对一些关节处、四肢末端、头面部等肌肉较少、凹凸较多的部位宜用刮痧板的棱角刮拭。

5. 下肢静脉曲张或下肢肿胀者，宜采用逆刮法，由下向上刮拭。

八、刮痧禁忌证

1. 严重心脑血管疾病、肝肾功能不全等疾病出现浮肿者。

2. 有出血倾向的疾病，如严重贫血、血小板减少性紫癜、白血病、血友病等。

3. 感染性疾病，如急性骨髓炎、结核性关节炎、传染性皮肤病、皮肤疖肿包块等。

4. 急性扭挫伤、皮肤出现肿胀破溃者。

5. 刮痧不配合者，如醉酒、精神分裂症、抽搐等。

6. 特殊部位，如眼睛、口唇、舌体、耳孔、鼻孔、乳头、肚脐、前后二阴以及大血管显现处等部位，孕妇的腹部、腰骶部。

第 5 节　拔罐操作

一、留罐法

留罐法是指将罐吸附在体表后，使罐子吸拔留置于施术部位 10 ~ 15 分钟，然后将罐起下。一般疾病均可应用，或用于平素保健、解除疲劳，视情况可用单罐或多罐。本节介绍闪火法操作留罐。

1. 器材准备

罐具（玻璃罐、陶罐、竹罐或木罐等）、止血钳或镊子、火柴（打火机）、95% 酒精、棉球等。

2. 操作步骤

（1）选择体位　根据病情、体质、穴位所在部位等选取坐位或卧位，暴露施术部位。

（2）选择罐具　根据需要选用玻璃罐或陶罐、竹罐或木罐等。

（3）吸附留罐　用止血钳或镊子夹住 95% 的酒精棉球，点燃后在火罐内壁中段绕 1 ~ 2 圈，或短暂停留后迅速退出，并及时将火罐迅速拔在施术部位上，即可吸住。

（4）留置火罐　罐子吸附于皮肤穴位上后，根据病情、年龄、体质、病人耐受程度、拔罐时肤色变化等决定留罐时间，一般为 10~15 分钟，以局部皮肤红润、充血或瘀血为度。

（5）起罐　一手握罐，另一手用拇指或示指按压罐口周围的皮肤，使之凹陷，空气进入罐内，罐体自然脱下。

3. 注意事项

（1）罐具选择　罐的大小应与施术部位相应，胸背部宜选用中小罐，腰腹部宜选用中大罐。体质强壮、肌肉丰厚、病变范围广，后背膀胱经者宜选用较大者，反之宜选用较小者。

（2）留罐过程中体位不移动为好。

（3）吸拔力大小的选择　要根据体质、肌肉丰厚程度、留罐部位、患者的耐受力而定。

（4）吸拔力大小的控制与调节　根据火源的大小、火源在罐内停留时间的长短、闪拔动作的快慢对吸拔力的大小进行调节。另外在留罐过程中，若感觉吸拔力过大，可以采用启罐时的动作往罐内放进少许空气。

（5）动作娴熟程度　吸拔罐时不应为增加吸拔力而用力将罐具按压在皮肤上，应使其依靠负压自然吸附。

（6）留罐时间要适当　留罐时间过长可致皮肤表面起水泡；过短影响疗效。

（7）起罐时不应强拽　起罐时强拉硬拽会导致施术处皮肤疼痛。

二、走罐法

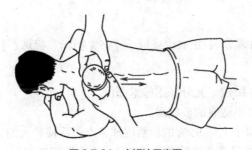

图 3-7-34　走罐法示意图

走罐法即拔罐时先在所拔部位的皮肤或罐口上，涂一层凡士林等润滑油，再将罐拔住，然后，医者用右手握住罐子，向上、下或左、右需要拔的部位，往返推动（图 3-7-34），至所拔部位的皮肤红润、充血，甚或瘀血时，将罐起下。此法适宜于面积较大、肌肉丰厚部位，如脊背、腰臀、大腿等部位。

1. 器材准备

玻璃罐、润滑剂（凡士林、万花油等）、止血钳或镊子、打火机、95% 酒精、棉球等。

2. 操作步骤

（1）选择体位　一般多选取卧位，暴露施术部位。

（2）选择罐具　选择大小合适的玻璃罐。

（3）在施术部位涂抹适量的润滑剂　选择起润滑作用的液体，如凡士林、水，也可选择红花油等中药制剂。

（4）走罐　先用闪火法将罐吸拔在施术部位上，然后用单手或双手握住罐体，在施术部位上下、左右往返推移，以施术部位红润、充血甚至瘀血为度。吸拔力、推拉速度要合适。

（5）起罐。

3. 注意事项

（1）体位选择 多取卧位，以施术部位保持平坦为原则。

（2）走罐部位选择 多选择背部、下肢部等肌肉比较丰厚、面积较大的部位。

（3）罐具选择 根据病情、走罐部位、体质、年龄等选择大小适中的罐。罐口以光滑弧圆者为佳。

（4）吸拔力的选择、控制 吸力要适中，以皮肤潮红、患者可耐受为原则。吸力过松，应起罐重拔；吸力过紧时，应稍压罐口周围的皮肤，适当放入气体，减小吸拔力。

（5）用力方向的控制 推拉用力要求均匀一致。走罐时将罐口的前进侧的边缘稍抬起，另一侧边缘稍着力，可以减轻阻力，利于罐子的推拉。

（6）推拉速度的选择 虚证推拉速度不宜过快，实证可适当增加推拉速度。

（7）起罐 不可强拉硬拽，以免导致施术处皮肤疼痛。

三、闪罐法

闪罐法即将罐拔住后，立即起下，如此反复多次地拔住起下，起下拔住，直至皮肤潮红、充血或瘀血为度。适用于局部皮肤麻木、疼痛或功能减退等疾患；肌肉松弛，吸拔不紧的部位；不宜留罐的患者或部位，如小儿、年轻女性的面部等。

1. 器材准备

罐（玻璃罐、陶罐、竹罐等）、止血钳或镊子、95%酒精、棉球、打火机等。

2. 操作步骤

（1）选择体位 可取坐、卧位，充分暴露施术部位。

（2）选择罐具 常选用大小适宜的玻璃罐。

（3）闪拔 用止血钳或镊子夹住95%的酒精棉球，点燃后使着火的棉球在罐内绕1～2圈，或短暂停留后迅速将火退出，并迅速将罐拔在施术部位，再立即将罐起下，如此反复多次地拔住起下、起下拔住，直至施术部位皮肤潮红、充血或瘀血为度。

3. 注意事项

（1）体位选择 根据需要取坐位或卧位，要使拔罐部位保持平坦，肌肉放松。

（2）罐具选择 根据施术部位、病情、体质决定罐的大小。如面部多选小罐，腰背等皮肉丰厚部位多选用稍大火罐等。

（3）吸拔操作 闪火、吸拔、起罐动作要连贯，不能有间隙停顿，手腕要求放松，吸拔时翻转灵活自如。

（4）点火操作 闪拔时火焰在罐口停留不可过久或用一个罐子操作时间不宜过长，以免罐口烧烫，烫伤皮肤。

（5）起罐 不可强拉硬拽，以免导致施术处皮肤疼痛。

第6节 推拿操作

一、推 法

1.推法操作方法

（1）平推法 根据着力部位的不同，有拇指平推法、掌平推法和肘平推法三种。

①拇指平推法 术者用拇指面着力紧贴体表，其余四指分开助力，肘关节屈伸带动拇指按经络循行或肌纤维平行方向作单方向沉缓推动（图3-7-35），连续操作5～15遍。

②掌平推法 术者用手掌按于体表，以掌根部（或全掌）为着力点，肘关节屈伸带动手掌向一定方向沉缓推动（图3-7-36），连续操作5～15遍。

③肘平推法 术者屈肘，以肘尖（尺骨鹰嘴）部着力于一定部位，沿肌纤维走行方向做直线缓慢推动（图3-7-37）。

（2）直推法 术者用拇指桡侧面或示、中两指螺纹面着力于一定部位或穴位上，做单方向的直线推动（图3-7-38）。

（3）旋推法 术者用拇指螺纹面在穴位上做螺旋形推动（图3-7-39），频率为每分钟200次。

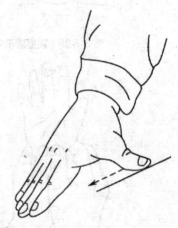

图 3-7-35 拇指平推法示意图

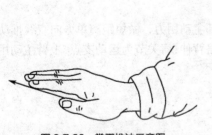

图 3-7-36 掌平推法示意图

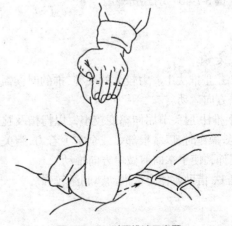

图 3-7-37 肘平推法示意图

（4）分推法 术者用双手拇指螺纹面或掌面紧贴在体表上，自穴位中间推向穴位两旁（图3-7-40），频率为每分钟120次。

（5）合推法 术者用双手拇指螺纹面或掌面紧贴在体表上，自穴位两旁推向穴位中间（图3-7-

41）。

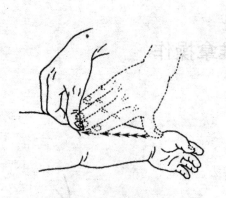

图 3-7-38 直推法示意图

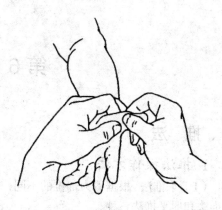

图 3-7-39 旋推法示意图

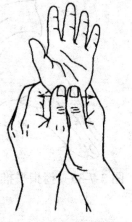

图 3-7-40 分推法示意图

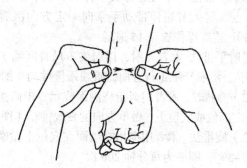

图 3-7-41 合推法示意图

2. 动作要领

（1）平推法 是推法中着力较大的一种,推的时候需用一定的压力,用力要平稳,推进速度要缓慢,要沿直线做单方向运动。

①拇指平推法 肘关节屈伸幅度较小,以拇指及腕臂部主动用力,做短距离单方向直线推动。

②掌推法 操作时,以掌根部（或全掌）着力,腕关节略背伸,肩关节为运动支点,上臂主动用力,带动肘关节屈伸,使手掌向前做单方向推动。

③肘平推法 借助躯体力量推动,刺激较强。

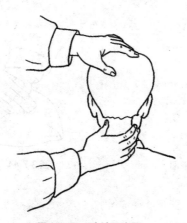

图 3-7-42　拿法示意图

（2）直推法　以肘关节的伸屈带动腕、掌、指，做单方向的直线运动，所用压力较平推法较轻，动作要求轻快连续，一拂而过，如帚拂尘之状，以推后皮肤不发红为佳。

（3）旋推法　要求肘、腕关节放松，仅靠拇指做小幅度的环旋运动，不带动皮下组织运动。

（4）分推法　操作时，要求两手用力均匀，动作柔和协调一致，向两旁分推时既可做直线推动，也可沿弧形推动。

（5）合推法　合推法的操作要领同分推法，只不过方向相反。常与分推法配合使用。一分一合，起到相辅相成的作用。

二、拿　法

1. 操作方法

术者腕关节放松，以拇指与示、中指或其余手指的螺纹面相对用力夹紧治疗部位，将肌肤提起，并做轻重交替而连续的揉捏动作（图 3-7-42）。

2. 动作要领

（1）腕关节放松，手指伸直，以平坦的指腹着力夹住治疗部位，与拇指相对手指掌指关节屈曲，做类似剪刀式相对用力提捏皮肤及皮下软组织。

（2）用力缓慢柔和而均匀，由轻到重，再由重到轻，揉捏动作连贯。

三、按　法

1. 操作方法

（1）指按法　拇指伸直，用拇指指端或螺纹面按压体表经络穴位上，其余四指张开，扶持在旁相应位置上以助力，单手指力不足时可用另一手拇指重叠按压其上，使拇指指面用力向下按压（图 3-7-43）。

（2）掌按法　用掌根、鱼际或全掌着力按压体表，单手力量不足时，可用双手掌重叠按压（图 3-7-44）。

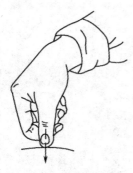

图 3-7-43 指按法示意图

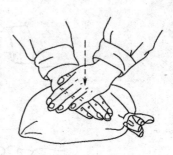

图 3-7-44 掌按法示意图

2. 动作要领

（1）按压方向要垂直，用力要由轻到重，稳而持续，使刺激充分透达机体组织的深部，然后逐渐减轻压力，遵循从轻到重再到轻的原则。

（2）按法如需较大刺激时，可略前倾身体，借助躯干的力量增加刺激。

四、揉　法

1. 操作方法

（1）鱼际揉法　术者以手掌鱼际部着力，肘关节微屈 120° ~ 140°，以肘关节为支点，前臂作主动摆动，带动鱼际在治疗部位揉动摆动（图 3-7-45），频率为每分钟 120 ~ 160 次。

（2）掌根揉法　术者以掌根部位着力，手指自然弯曲，腕关节略背伸，肘关节微屈作为支点，前臂做主动摆动，带动掌根在治疗部位揉动（图 3-7-46），频率为每分钟 120 ~ 160 次。

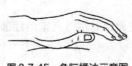

图 3-7-45 鱼际揉法示意图

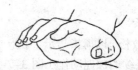

图 3-7-46 掌根揉法示意图

（3）拇指揉法　以拇指螺纹面着力，其余手指扶持于合适部位，腕关节微屈或伸直，前臂做小幅度摆动，带动拇指在施术部位上做环转运动（图 3-7-47），频率为每分钟 120 ~ 160 次。

（4）中指揉法　以中指螺纹面着力，中指指尖关节伸直，掌指关节微屈，以肘关节为支点，前臂做小幅度主动运动，带动中指螺纹面在施术部位做环转运动（图 3-7-48），频率为每分钟 120 ~ 160 次。

（5）以示指或示、中、无名指并拢做指揉法　分称为示指揉法和三指揉法，操作要领同中指揉法。

2. 动作要领

（1）揉法要做到沉肩、垂肘、腕关节放松，以前臂小幅度的主动摆动，通过腕关节传递，带动接触部位回转运动。

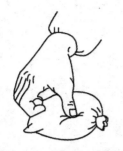

图 3-7-47　拇指揉法示意图

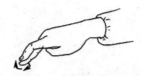

图 3-7-48　中指揉法示意图

（2）揉法操作时要带动皮下组织一起运动，动作要灵活协调而有节律。

（3）揉法所施压力要适中，以受术者感到舒适为度。

五、滚　法

1. 操作手法

术者拇指自然伸直，手握空拳，小指、无名指的掌指关节自然屈曲约 90°，其余手指掌指关节屈曲角度依次减小，使手背沿掌横弓排列成弧面，以手掌背部近小指侧部分贴附于治疗部位上，前臂主动摆动，带动腕关节较大幅度的屈伸和前臂旋转的协同运动，使手背尺侧在治疗部位上做持续不断的来回滚动（图 3-7-49），摆动频率每分钟 120 次左右。

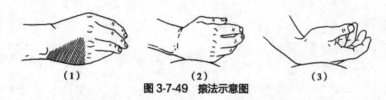

（1）　　　　　　　　（2）　　　　　　　　（3）

图 3-7-49　滚法示意图

2. 动作要领

（1）沉肩，垂肘，肘关节自然屈曲 140°，距胸壁一拳左右，松腕，手握空拳，小指至示指掌指关节屈曲角度依次减小，手背呈弧形，吸定于治疗部位。

（2）腕关节屈伸幅度要在 120° 左右，即外摆时屈腕约 80°，回摆时伸腕约 40°，使手掌背部分的 1/2 面积依次接触治疗部位。外摆的同时前臂外旋，回摆时前臂内旋。

（3）刺激轻重交替，着力重轻之比为 3 ∶ 1，即"三回一"。

（4）滚法在体表移动时应在吸定的基础上，保持手法的固有频率，移动速度不宜过快。

（5）滚法在临床应用时经常配合患者肢体的被动运动，可在一手滚法同时，另一手协同肢体做被动运动，两手要协调，被动运动要"轻巧、短促、随发随收"。

北京航空航天大学出版社
读者意见反馈表

尊敬的读者：

　　您好！

　　首先，非常感谢您购买我们的图书。您对我们的信赖与支持将激励我们出版更多更好的精品图书。为了解您对本书以及我社其他图书的看法和意见，以便今后为您提供更优秀的图书，请您抽出宝贵时间，填写这份意见反馈表，并寄至：

　　北京市海淀区学院路 37 号北京航空航天大学出版社市场部（收）

　　邮编：100191　　　　　　　传真：010 – 82317028

　　E-mail：106778237@qq.com　　网址：http://www.buaapress.com.cn

　　凡提出有利于提高我社图书质量的意见和建议的读者，均可获得北京航空航天大学出版社价值20元的图书（价格超过 20 元的图书只需补差价）。期待您的参与，再次感谢！

《全科医生（乡村全科）执业助理医师资格考试实践技能操作指南》

读者个人信息：

姓名：_____　　　　性别：_____　　　　年龄：_____

身份：学生□　　　　　社会在职人员□　　　　其他□

文化程度：大专及以下□　　本科□　　　　　　研究生□

电话：_____　　手机：_____　　E-mail：_____　　QQ：_____

通讯地址：_____　　邮编：_____

您获知本书的来源：

新华书店□　　　民营书店□　　辅导班老师推荐□　　网络□

他人推荐□　　　媒体宣传（请说明）_____　　　　其他（请说明）_____

您购买本书的地点：

新华书店□　　　民营书店□　　辅导班□　　网上书店□　　其他（请说明）_____

您对本书的评价：

内容质量：很好□　　　较好□　　　一般□　　　较差□　　　很差□

　您的建议：_____

体例结构：很好□　　　较好□　　　一般□　　　较差□　　　很差□

　您的建议：_____

封面、装帧设计：很好□　　较好□　　　一般□　　　较差□　　　很差□

　您的建议：_____

内文版式：很好□　　　较好□　　　一般□　　　较差□　　　很差□

　您的建议：_____

印刷质量：很好□　　　较好□　　　一般□　　　较差□　　　很差□

　您的建议：_____

总体评价：很好□　　　较好□　　　一般□　　　较差□　　　很差□

影响您是否购书的因素:(可多选)

内容质量□　　体例结构□　　封面、装帧设计□　　内文版式□　　印刷质量□

封面文字□　　封底文字□　　内容简介□　　　　前言□　　　　目录□

作者□　　　　出版社□　　价格□　广告宣传□　　其他(请说明)_____

您是否知道北京航空航天大学出版社:知道□　　不知道□

您是否买过北京航空航天大学出版社的图书:

买过(书名:_____)□　　没买过□

您对本书的具体意见和建议:

_____

_____

_____

_____

您还希望购买哪方面的图书:

_____

_____

_____

_____

您对北京航空航天大学出版社的具体意见和建议:

_____

_____

_____

_____

其他意见和建议:

_____

_____

_____

_____

_____

北航出版社，助力考试成功!